KB097071

지은이 조지 캐틀린(George Catlin, 1796~1872)
글과 그림으로 북아메리카 원주민의 삶과 문화를 기록했던
미국의 화가, 작가, 인류학자. 1830년대부터 미국 서부를
여행하며 수백 점의 초상화와 풍경화를 그렸다. 탁월한
관찰력을 지닌 그는 원주민 사회를 여행하면서 만난
원주민들이 전부 입 호흡 대신 코 호흡을 선호했고, 그들의
치아가 매우 고르다는 사실을 알아챈 뒤로 그 이유를 탐구하며
알게 된 코 호흡의 중요성을 알리려 이 책을 썼다. 이 책을
쓴 160년 전에는 호흡에 관한 연구가 활발하게 이루어지지
않았음에도 입 호흡이 건강을 악화시키고 질병을 유발함을
밝혔는데, 놀랍게도 이 내용은 현대 의학에서 지적하는 사실과
부합한다.

옮긴이 원성완
차를 즐겨 마시고, 태극권 같은 무술을 배우길 좋아하며,
건강을 증진시키는 방법을 배우고 연구하는 데 관심이 많은
번역가. 해외의 지적·영적 자산을 국내로 들여와 우리의
삶을 풍요롭게 하는 데 도움이 되고 싶다는 생각으로 번역을
시작했다. 우울이나 불안을 줄이고 몸과 마음을 평온하게 할 수
있는 방법을 찾던 중 호흡 재교육법인 부테이코 메소드를
알게 되어 지도자 과정을 밟았다. 지금도 여전히 다양한
호흡의 원리와 방법을 탐구 중이다. 『배우는 법을 배우기』,
『장인의 공부』 등을 옮겼다.
hello.sungwan@gmail.com

호흡하는 법

호흡하는 법

숨만 제대로 쉬어도 건강하다

조지 캐틀린 지음

원성완 옮김

추천의 말

35년 동안 호흡기 질환을 치료해 오면서 코 호흡의 중요성은 익히 알고 있었다. 하지만 코막힘으로 고생하는 환자들뿐 아니라 코가 건강한 나 자신도 환자들처럼 입으로 숨을 쉬며 여러 질병에 걸릴 가능성을 들이마시고 있다는 사실을 깨우치는 데는 25년이 걸렸다. 하루 종일 코 질환 환자를 진료하는 한의사도 이 사실을 깨우치는 데 오래 걸렸으니 대부분의 사람들이 자신이 주로 입 호흡을 한다는 사실을 모르는 것이 꽤 당연하다. 환자들에게 본인의 입술과 치아와 구강점막을 살피게 하며 당신이 입 호흡을 해 왔다고 설명해도 단번에 수긍하지 못한다.

하지만 『호흡하는 법』의 저자 조지 캐틀린은 무려 160년 전에 코 호흡의 중요성을 이미 알고 있었다. 원주민 사회를 여행하며 원주민 어머니들이 아기를 재울 때 언제나 손가락으로 입술을 오므려 주어 태어날 때부터 성인이 될 때까지 입을 다물고 자는 습관이 들도록 노력하는 모습을 관찰한 그는 원주민이 문명사회의 질병 대부분을 앓지 않는다는 사실을 확인했다.

저자는 후대에 전할 딱 한마디를 고른다면 "입 다무세요"를 택하겠다고 했다. 이 부분을 읽고 깊이 공감했다. 나 또한 매일 환자들에게 코 호흡의 중요성을 설명하며 제발 입술을 붙이라고 강조하기 때문이다. 환자들이 진찰대에 누우면 보게 되는 천장에 '입 벌리면 죽는다!'라고 써 붙이고 싶다고 말하기도 한다.

코 호흡의 중요성은 날이 갈수록 과학적으로 증명되고 있다. 160년 전 쓰인 이 책에서도 입 호흡으로 유발할 수 있는 많은 질병을 열거했는데, 오늘날 내가 코를 치료하며 발견한 내용 또한 이를 증명할 수 있다. 이 책을 읽으며 정말 자연스러운 코 호흡이 우리의 건강을 지켜준다는 데 확신을 더할 수 있었다. 많은 독자들이 이 책을 통해 호흡하는 법의 지혜를 깨우치기를 바란다.

이우정 한의사

- 코숨한의원 네트워크 대표 원장
- 저서『나는 당신이 오직 코로 숨 쉬기 바란다』등 다수

이 책에서 다루는 내용을 부정하는 사람은 없을 겁니다. 다만 얼마나 많은 사람들이 이 책의 가르침을 자신의 삶에 적용해 실제로 효과를 보느냐의 문제겠죠.

들어가는 말

건강하게 살면서 천수를 누리기 위하여

저는 이 정보를 전달하는 데 시간을 끌거나 주저할 필요가 없다고 생각합니다. 많은 독자들이 이 책을 토대로 자신의 삶을 즐기고 건강을 유지하거나 회복할 수 있는 중요한 힌트를 얻을 수 있으리라 확신하기 때문입니다.

저는 백오십 곳이 넘는 부족 사회를 방문해 원주민 사이에서 생활하며 인류학적 연구를 진행했습니다. 그곳에는 200만 명이 넘는 사람들이 살고 있었습니다. 그러니 저는 아마 그 어떤 학자보다도 원주민의 위생 시스템을 연구할 수 있는 좋은 기회를 가졌을 겁니다. 이 연구로 인간의 건강과 생존에 관한 중요한 결과를 도출했다면 저는 목표를 달성한 셈이고, 그 결과를 세상에 알

리며 크나큰 만족을 느낄 겁니다. 부디 이 연구 결과를 의학계에서 잘 활용하기를 바랍니다.[○]

인간은 모든 동물 중 가장 완벽하게 설계된 존재로 알려져 있습니다. 따라서 더 다양한 상황을 견딜 수 있지요. 인간은 말, 개, 소 등 다른 어떤 동물보다 더 멀리 이동할 수 있고 더 오래 굶주림을 견딜 수 있습니다. 인간의 자연 수명은 70세 정도로 알려져 있지만[●] 문명사회에서의 실제 평균 수명은 그 절반에 불과합니다.[●●] 이러한 엄청난 차이가 인간의 타고난 신체적 결함 때문이라 생각하기 쉽습니다. 하지만 원주민이 삶의 어떤 단계에서 으레 경험하는 질병이나 때 이른 사망으로부터 거의 자유로운 것을 보면 이야기가 달라지지요. 문명인은 질병으로 주어진 수명을 다 누리지 못하는 반면 원주민은 건강하게 살면서 천수를 누립니다. 야생동물도 마찬가지지요.

인간과 다양한 동물 종은 저마다 일정한 수명을 부

○ 이 작은 책에 담긴 정보는 모든 국가 모든 계층의 사람들에게 동등한 중요성을 지니므로 내용을 가능한 한 간단하게 전달하려 노력했습니다. 모호한 표현이나 전문적이고 기술적인 용어 없이 설명했으므로 모두가 쉽게 이해할 수 있을 겁니다. 다만 중요한 조언을 전달할 때에는 비슷한 내용을 몇 번씩 반복하는 경우가 있지요. 많이들 그러기도 하고 작가로서는 피할 수 없는 일이기도 합니다.

● 이 말은 저자가 『성경』의 「시편」 90장 10절을 인용한 것입니다.

●● 1800년대 서구 사회의 평균 수명은 30~39세 정도였습니다.

여받았으며 그 삶을 현명하게 지탱할 수 있는 신체적 수단이 날 때부터 주어졌습니다. 이러한 수단은 인간과 동물 모두에게 당초 의도된 대로 작용할 것입니다. 단, 유전적 결핍이나 습관적인 오남용이 없는 경우에 한해서요. 동물을 기르는 사람들이 확신하듯 말과 개, 소 등의 동물은 호흡기나 소화기 기관과 관련된 치명적인 질환이나 척추 질환, 지능 장애, 난청을 거의 앓지 않습니다. 동물의 이빨은 동물이 수명을 다할 때까지 의도된 제 기능을 계속 수행합니다. 고의나 사고로 손상되거나 파괴되지 않는 한, 적절한 관리와 충분한 영양이 제공된다면 이 동물들 백 마리 중 한 마리도 자연 수명에 도달하지 못할 이유가 없습니다.

어떤 사회에서든 인류는 대체로 건강한 상태에서 벗어나 있기는 하지만, 원주민들은 종종 동물의 삶과 비슷한, 이상적인 건강한 삶에 가깝게 살아가는 모습을 보여 줍니다. 제가 아메리카의 원주민 부족 사이에서 목격한 것처럼 원시 상태에서는 앞서 언급한 질병이 거의 관찰되지 않습니다. 치아는 거의 예외 없이 규칙적이고 아름답고 건강하며 그 상태가 노년기까지 지속되지요.

그럼 문명사회는 어떨까요? 매년 발표되는 사망률 통계를 봅시다. 런던을 포함한 영국의 큰 도시들이나 유럽 대륙의 주요 도시에 사는 인간의 절반은 평균적으로 다섯 살이 되기 전에 사망합니다. 그리고 나머지 절반은 스물다섯이 되기 전에 사망합니다. 따라서 스물다섯에서 노년까지 생존하여 자연 수명을 모두 살 수 있는 기회가 주어진 사람은 네 명 중 한 명뿐입니다. 다른 통계에 따르면 몇 년 전까지만 해도 런던에서는 어린이의 절반이 세 살이 되기 전에, 스톡홀름에서는 두 살이 되기 전에, 맨체스터에서는 다섯 살이 되기 전에 사망했다고 합니다. 최근 개선된 위생 정책 덕분에 조기 사망률이 크게 감소하긴 했지만 지금까지도 처음 제시된 평균 비율은 의심할 여지 없이 유지되고 있습니다. 문명화된 사회의 인간이 살아가며 겪어야만 하는 무시무시한 시련입니다. 여전히 세계가 풀어야 할 안타까운 숙제이기도 하고요.

문명화된 사회에서 사는 사람들은 더 나은 보호를 받고 자연에 덜 노출되며 능숙한 전문 기술의 도움을 받습니다. 그럼에도 불구하고 건강은 점점 악화되고 있지요. 다양하고 복잡하며 치명적인 질병들과 그로 인한 고통, 괴로움, 신체적 변형으로 슬프고 안타까운 일들이 발생합니다. 이는 우리가 아직 충분히 인지하지 못한 어떤 특별한 원인이 숨어 있음을 분명히 보여 줍니다. 이 작은 책의 유일한 목적은 그 원인을 밝히는 것입니다.

저는 다양한 연구자들을 인용하기보다 원주민 사회를 여행하면서 직접 목격하고 신중하게 추정해 내린 결론을 원주민의 위생 체계 중 몇 가지 사례를 들어 설명할 것입니다. 그들의 생활은 앞서 언급한 사례와 뚜렷한 대조를 이룹니다. 이를 토대로 우리는 자연스럽게 우리의 상황과 비교해 보고 원인을 탐구해 볼 수 있겠지요.

{ 1 }
아메리카 원주민의 삶을 엿보다

매우 존경받고 신뢰할 수 있는 몇 작가들은 수많은 연구 결과를 인용하며 원주민의 조기 사망률이 문명사회의 사람들의 사망률보다 더 높다는 사실을 증명하려 했습니다. 그러나 이는 원주민의 단순하고 절제된 생활 방식이 문명인이 도입한 방탕과 악덕 탓에 변화하고 타락한 경우를 제외하면 결코 사실이 아닙니다.

원주민과 문명인을 공정하게 대조하려면 각각의 고유한 체계 아래 구축된 생활 습관을 이어 가는 두 가지 다른 삶의 모습을 성찰해야 합니다. 또한 출처를 신뢰할 수 없는 글이나 연구자의 권위에 의존하는 글을 인용해 무지하고 악의적인 정보를 양산하는 대신 직접 보고 들은 정보를 토대로 연구해 도출한 정보를 활용하는 것이 좋겠죠. 아마도 원주민의 풍습과 성격, 생활양식 이상으로 역사가나 연구자, 작가 들이 잘못된 결론을 도출할 주제는 또 없을 겁니다. 대개 역사가나 연구자 들이 원주민 사회를 직접 경험하기를 두려워하기 때문이라고 짐작합니다. 이 두려움은 때로 원주민이 그들만의 삶의 방식을 실천하지 못하도록 방해합니다.

원주민과 문명인 공동체 사이에는 늘 높고 계속 변화하는 장벽이 존재합니다. 여기에서 처음으로 문명인과 원주민 사이 첫 인사가 이루어지지요. 곧 문명인은 타락하고 건강에 치명적인 방탕한 생활양식을 조금씩 전달하고 원주민은 이를 실천합니다. 불행히도 이 지점에서 과학의 발전을 위한 연구라는 명목으로 원주민 사회의 관습과 원주민 개인의 삶의 양식이 수집되어 세상에 알려집니다. 역사가나 작가 들은 원주민의 이례적인 사망률을 과장되게 설명하기도 하고요. 원주민의 조기 사망에 영향을 미치고는 그것이 원래 원주민의 조기 사망률인 양 발표하는 셈이지요. 그러면 세상 사람들은 문명이 이 지역에 도입한 방탕과 악덕 탓에 바뀐 생활 방식을 원주민의 원래 생활 방식으로 오인합니다.

저는 아메리카 대륙의 상당 부분을 방문했고, 반쯤

문명화된 원주민의 삶이 퇴화하는 과정을 목격했습니다. 저는 이렇게 '반쯤 문명화된' 원주민 사회의 조기 사망률이 문명사회보다 상대적으로 더 높다고 말하는 작가들의 주장에 동의합니다. 그러나 저는 같은 위도에 있지만 원주민의 원래 삶의 방식을 실천하는 다른 부족들을 방문하여 연구를 확장했을 때는 다른 결론을 도출했습니다. 원주민 삶의 방식을 있는 그대로 실천하는 사회에 사는 원주민은 문명인에 비해 더 건강하며 전쟁과 사냥 중 사고, 천연두나 몇 전염병을 제외하고는 조기 사망률이 더 낮다는 사실을 생생히 목격했습니다.

기록을 보관하거나 통계를 모으지 않는 원주민 사회에서 그들의 연간 사망률이나 특정 연령에서의 사망률 등 정확한 정보를 얻는 것은 불가능했습니다. 하지만 여러 부족의 수장과 의료인 들에게서 구두로 얻은 수치는 일반적으로 신뢰할 수 있다고 여깁니다. 저는 원주민을 직접 만나 정보를 얻었고 이를 토대로 유사한 생활 방식을 영위하는 다른 부족의 상황 또한 짐작할 수 있었습니다.

앞서 언급한 문명화된 사회에서 발생하는 어린이 사망률의 암울한 현실을 보세요. 반면 아메리카 대륙에서 원시적인 삶의 방식을 영위하는 원주민 부족 중 그 어떤 부족에서도 비슷한 사례를 찾을 수 없었습니다. 그리고 저는 아메리카 대륙이 아니더라도, 지구상의 그 어떤 원주민 부족에서도 마찬가지라고 생각합니다.

북아메리카 원주민 부족은 결혼을 하면 일반적으로 두세 명의 자녀를 낳습니다. 그러니 사망률이 높다면 곧 인구가 소멸되겠지요. 저는 차차 제 주장을 뒷받침하기 위해 앞으로 여러 부족을 만나며 얻은 수치와 사례를 여럿 제시할 예정인데요. 이는 문명인과 원주민의 조기 사망률 사이 너무나 큰 차이를 설명하는 놀라운 발견이자 새로운 시작이 되리라 믿어 의심치 않습니다.

브라질의 리오 트롬부타스강 변에 있는 과라니Gua-rani는 인구 250명 정도의 작은 마을입니다. 이곳에 머물면서 저는 지난 10년 동안 이 마을에서 10세 미만 어린이가 얼마나 죽었는지 가능한 한 정확히 알고 싶어 부족장에게 여러 가지를 물었습니다. 아마도 10년이 그가 비교적 정확하게 기억할 수 있는 최장 기간인 듯했습니다. 부족장과 그의 아내는 얼마간 이야기를 나누다가 제게 이렇게 답했습니다. 10년 동안 아이들이 죽은 경우는 단 세 건뿐이었다고요. 하나는 익사였고 두 번째는 말에 차여서, 세 번째는 방울뱀에 물려 죽었다고 했습니다.

아카라이산맥 기슭에서 생활하는 또 다른 작은 부

족 마을에서 지낸 적도 있습니다. 이 부족도 같은 질문에 비슷한 답을 내놓았습니다. 그들의 외모와 생활 방식은 다른 원주민들과 매우 유사했지요. 모두 좋은 말을 타고 동물과 식물성 음식이 풍부한 지역에서 생활했습니다.

미시시피강과 미주리강의 발원지 사이에서 생활하는 북아메리카 수Sioux 부족의 유명한 부족장인 '졸린 눈' 또한 비슷한 질문에 비슷하게 답했습니다. 그의 부족 1500명 중 지난 10년 동안 여성들이 아이를 잃은 사례를 들은 적 없다고 했지요. 단순 사고로 사망한 아이들이 두세 명 정도 있었던 것을 제외하면 말입니다. 게다가 그는 수 부족 여성들이 지난 10년간 사산한 적도 없어서 부족 사람들이 '유산'의 의미조차 모르는 것 같다고 덧붙였습니다.

저는 그에게 그간 이앓이●를 겪다가 사망한 아이가 있었는지 재차 물었고, 그는 아이들이 이가 날 때면 다들 어느 정도 고통스러워하기는 하나 그 때문에 사망한 아이는 한 명도 없었다고 답했습니다. 저는 이 부족이 자연 그대로의 상태를 최대한 보존하며 생활한다는 점을 발견했습니다.

미주리강 상류에 사는 인구 9000명 정도의 만단

● 젖니가 날 때 잇몸이 붓고 통증을 느끼는 증상입니다.   **27**

Mandan 부족 또한 완전히 원시 상태에서 생활하고 있었습니다. 저는 이 부족에게도 10세 미만 어린이의 사망이 매우 드문 일임을 알게 되었죠.

저는 이 마을 뒤편에 있는 묘지에서 시신을 조사한 적이 있습니다. 이 부족은 시신을 가죽으로 감싸 평원에 세워진 작은 기둥 발판 위에 따로 놓아두었더군요. 여기 놓인 백오십 구의 시신 중 방부 처리된 어린이의 시신은 열한 구였습니다.

이 부족만의 특이한 관습 중 하나는 시체를 올려 놓은 발판이 썩어 마침내 땅에 떨어지면 두개골을 신중하게 추려 여러 개의 큰 원이 그려진 땅에 따로 보존하는

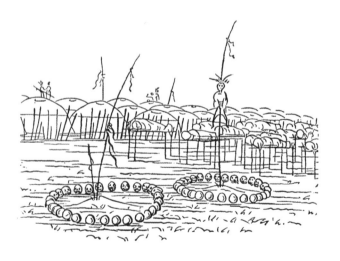

것입니다. 저는 이렇게 보존된 수백 개의 두개골 중 어린이의 두개골 수가 믿기 어려울 정도로 적은 것을 확인하고 크게 놀랐습니다. 게다가 모든 연령대의 두개골에 달려 있는 아래턱이 아름답고 온전한 치아와 고른 치열을 갖고 있다는 것을 보고 더욱 놀랐습니다.○ 또한 이 부족의 수장들에게서 부족민 중 정신지체나 미치광이, 굽은 등과 같은 척추 기형, 청각장애나 언어장애를 가진 예가 단 한 건도 없었다는 사실을 전해 들었습니다.

지금까지 언급한 부족 아이들의 건강함이나 낮은 사망률이 몇 부족만의 특수한 사례로 보일 수 있을 겁니다. 하지만 제가 방문한 수많은 다른 부족들 또한 사정은 크게 다르지 않았습니다. 제가 언급했던 몇 부족이 누리는 신체적·정신적 질병으로부터의 자유는 그 부족민에 국한된 것이 아닙니다. 원시 상태로, 자연 그대로의 방식대로 생활하는 아메리카 대륙의 모든 부족들에 적용되는 사실입니다. 이들은 주로 들소 고기와 재배한 옥수수를 먹으며 살아가고 있었습니다.

○ 제가 이 부족의 묘지에 안치된 두개골들이 얼마나 온전한 치아와 고른 치열을 지녔는지 세상 사람들에게 설명하고 얼마 되지 않아 고고학자들이 이 두개골들을 연구하기 시작했습니다. **29**

{ 2 }

문명화된 인류가 질병에 더 취약하다

지금껏 약 200만 명의 원주민을 만나면서 나는 한 번도 척추가 휜 사람을 본 적이 없습니다. 방문한 모든 부족 마을에서 조사를 해 보았는데도 척추측만 문제를 가진 사람 이야기를 들어 본 적도 없습니다. 여행하는 동안 정신지체 장애인이나 정신 이상자 또한 본 적 없습니다. 장애를 가진 사람이라면 청각장애나 언어장애를 가진 이 서너 명의 이야기를 들은 정도입니다.°

° 세상 사람들이 신뢰하는 몇몇 작가들은 아메리카 원주민의 관습에 관한 기록을 남겼습니다. 그 기록에 따르면 원주민 부족들에게서 앞서 말한 문제들을 좀처럼 찾기 어려운 이유가 그런 문제를 가진 사람들을 모두 죽이는 관습 때문이라고 합니다. 하지만 이 주장은 근거 없고 부당할 뿐만 아니라 세상 사람들의 의견을 주도한다는 작가들이 말하기에는 퍽 부끄럽다고 생각합니다. 제가 만나거나 들은 200만 명의 원주민 중 매우 드물게 이런 문제를 겪고 있는 사람들은 오히려 특별한 관심과 동정으로 부족의

록키산맥의 기슭이자 아칸사스강 상류에 사는 강인한 파우니-픽트Pawnee-Picts 부족의 존경받는 고령의 부족장 샤르-타-루셰는 제 질문에 이렇게 답했습니다.

"우리는 어린아이를 잃은 적이 거의 없습니다. 여성 중 아이를 낳다 죽은 이도 없고요. 출산할 때 의사의 도움을 따로 받지도 않습니다. 지능이 낮거나 미친 사람, 언어장애인이나 척추장애인도 없고 젖니가 나기도 전에 죽는 아이도 없습니다."

이 부족 또한 완전한 원시 상태를 유지하며 살고 있었고 주식도 비슷했습니다.

텍사스 서부의 레드강 상류에 사는 키오와Kiowa라는 작은 부족의 부족장인 스키-세-로-카는 저에게 이렇게 답했습니다.

"저와 제 아내가 어린 아이 둘을 잃긴 했지만, 지난 10년 동안 부족에서 죽은 아이는 10명에서 12명에 불과합니다."

반면 문명사회와 가까워질수록 질병과도 가까워지는 양상을 볼 수 있었습니다. 오세이지Osage라는 부족의 부족장인 클레르몽트는 제 질문에 이렇게 답했습니다.

보호와 지원을 받았습니다. 게다가 부족민들은 이러한 문제를 마치 거대한 영혼의 설계에 의한 것으로 여겨서 그들의 가정까지도 의심의 여지 없이 특혜를 제공하는 등 종교적인 보호 또한 제공했습니다.

"우리 부족 여성들이 자식을 잃는 일은 매우 드물었습니다. 독한 술, 특히 위스키를 마시기 전에는요. 하지만 지금은 많은 아이들을 잃고 있습니다."

오세이지 부족과 유사한 사례가 하나 더 있습니다. 규모가 크고 전투적이었던 위네바고Winnebago 부족은 반半 문명화되어 지금은 인구가 많이 줄었습니다. 부족장 나우-카우는 이렇게 말했습니다.

"우리 아이들은 이제 제가 젊었을 때만큼 건강하지 않아요. 지금은 아이들을 키우기 매우 어렵습니다. 그리고 그때는 여자들이 자기 아이를 잃는 일이 매우 드물었습니다."

그의 아내도 이렇게 덧붙였습니다.

"남편들이 위스키를 많이 마시기 시작하면서 아기들이 더 이상 건강하지 않고 많이 죽습니다. 아이들의 생존이 위협받고 있어요."

미주리강에 위치한 전투적이고 강력했던 카스카스키아Kaskaskia 부족의 족장 키-몬-소 또한 부족 아이들이 매우 많고 건강했던 시절을 또렷이 기억하고 있다고 말했습니다. 하지만 천연두와 위스키가 성인 남녀를 죽이고 아이들까지도 위협해 부족민들이 매우 빠르게 죽어가고 있다며 슬퍼했습니다. 그러면서 이렇게 말했죠.

"연로한 어머니와 제 작은아들과 저, 지금 여러분 앞에 있는 우리가 부족의 남은 전부고 제가 족장입니다!"

이러한 조사 결과는 제가 수집한 수많은 증언 중 아주 일부에 불과하지만, 문명사회에서의 조기 사망률과 신체적·정신적 질병 통계와 비교했을 때 도드라지는 차이를 확인할 수 있습니다. 같은 조건을 갖고 태어났으므로 기대 수명이 비슷해야 마땅하지만 그렇지 않은 것이지요. 이를 통해 문명인이 문명사회를 살아가면서 겪는, 아직 충분히 규명되지 않은 질병의 원인이 있으며 이 원인은 아직 약리학이 효과적으로 밝혀내지 못했음을 알 수 있습니다.

이러한 확신 아래 저는 원주민이 질병에 면역을 갖게 된 원인과 문명사회가 이러한 큰 재앙에 마주하게 된 이유를 찾고자 노력했습니다. 그리고 마침내 저는 문명화된 인류가 요람에서 시작해 무덤까지 동반하는 고통스러운 삶의 고난이 어디에서 기인하는지를 발견했다고 믿습니다. 이 정보를 토대로 문명사회의 습관을 살펴보고, 이 원인이 불러일으킨 불행한 결과까지 목격하고 나니 저는 사망자 목록이 보여 주는 끔찍한 결과가 이제는 더 이상 놀랍지 않습니다. 오히려 상황이 지금보다 더 심각하지 않다는 것, 인체에 내재된 자연이 그렇게 오랫동안 학대에 맞서 성공적으로 싸울 수 있다는 것이 놀라울 뿐입니다.

〔 3 〕
삶의 기본이자 핵심으로서의 수면

저는 문명인이 경험하는 여러 질병의 원인이 조용하고 자연스러운 수면에서 얻을 수 있는 이득을 소홀히 하는 태도에 있다고 믿습니다. 조용하고 자연스러운 수면은 원주민과 문명인, 나아가 동물에게까지 위대한 의사이자 치유자로 기능합니다.

　일상의 걱정과 피로는 질병입니다. 그 치료법은 고요한 수면이고요. 전지전능한 창조주는 자는 동안 사지 말단까지 휴식과 안식을 전달하도록 호흡을 조절하는 폐와 소화를 시키는 위장, 피를 순환시키는 심장 등을 구성하여 인간을 완벽한 기계처럼 창조했습니다. 그리고 그는 이 기계가 보호받고 건강하게 작동하도록 삶의 원동력이자 원천인 공기를 조절하는 기능을 가진 콧구멍도 만들었지요.

자연스러운 휴식 상태에서 폐는 각 사지 말단과 장기가 평화롭게 회복할 수 있게끔 돕습니다. 하지만 부자연스럽고 왜곡된 휴식을 취하게 되면 회복은 고사하고 누적된 불편이 다양한 질병의 형태로 말단까지 전달됩니다. 따라서 지속적으로 잘못된 휴식을 취하게 되면 인체는 스스로 붕괴하고 약해져 불가피하게 쇠락하고 맙니다.

인생의 기본적이나 핵심적인 두 가지 단계는 깨어 있음과 수면입니다. 이 둘은 서로에게 의존합니다. 그러므로 어느 한쪽이 잘못되면 반드시 다른 한쪽에 영향을 미칩니다. 깨어 있는 동안 잘 살아가려면 평생의 교육과 실천이 필요하지만, 질 좋은 수면을 즐기는 데는 별다른 교육이 필요하지 않습니다. 창조주가 처음 설정한 규칙을 잘 지키고 해로운 습관을 들여 그 규칙이 어그러지게 하지만 않는다면요.

삶에서 하는 호흡의 3분의 1은 수면 중에 이루어집니다. 인간의 생존은 매 순간 그의 콧구멍을 들락거리는 공기에 달려 있지요. 수면 시간 동안 몸의 휴식과 건강, 즐거움이 코를 통해 폐로 전달된다면 공기가 이동하는 그 구조는 얼마나 복잡하고도 완벽하게 설계되어 있을까요. 그리고 이 완전하고도 현명한 구조를 자연스럽게 사용하도록 안내하고 벗어나지 않게끔 교육하지 않는다는 것은 얼마나 큰 재앙일까요.

저는 한 원주민 여성이 아기를 품에서 내려놓고 요람에서 재울 때 손가락으로 입술을 오므려 붙여 주는 모습을 본 적이 있습니다. 이러한 실천의 결과를 원주민의 삶에서 직접 목격한 후 저는 스스로에게 이렇게 말했습니다.

"참으로 훌륭한 교육이다! 이런 어머니라면 황제의 유모라도 될 수 있겠어."

반면 문명사회를 사는 수많은 세심하고 다정한 어머니들은 아기들을 과열된 방에서 얼굴에 이불을 덮어 재우는 바람에 아기들이 입을 벌려 숨을 헐떡이게 만듭니다. 이 모습을 보고 저는 충격을 받았습니다. 유아기의 초기 교육에서 오는 분명한 악영향과 지속적인 위해 때문입니다. 이러한 습관이 문명사회의 무서울 정도로 높은 사망률을 초래했다는 데까지 생각이 닿자 더욱 충격을 받았습니다. 자연의 설계에 반하는 이런 습관이라뇨.

인간을 제외하면 자연에서 입을 벌리고 자는 동물

은 없습니다. 이 습관은 인간에게도 자연스러운 것이 아니지요. 그럼에도 문명사회 사람들은 흔히들 입을 벌리고 잡니다. 문명사회에서 인간은 스스로를 쇠약하게 만드는 호흡을 하며 자연스럽지 않은 온기 속에서 성장하고 생활합니다. 어떤 위도, 어떤 기후에서든 생명을 위협하는 습관을 쉽게 형성하고 그 습관을 지속합니다. 갑작스럽게 온도가 변하는 야외든 집 안에서든 마찬가지입니다.

입을 벌리고 숨 쉬는 것이 본성에 반하는 습관이라는 점은 인간의 기본 신체 구조만으로도 충분히 증명할 수 있습니다. 인간도 다른 동물과 마찬가지로 입을 다물고 자도록 만들어졌습니다. 생명을 유지하는 공기를 폐로 공급하는 본래 통로는 입이 아닌 코입니다. 북아메리카 원주민의 삶이 이 사실을 뒷받침하는 강력한 증거죠. 이들은 자연의 법칙을 엄격히 따랐고 그 결과 온전하고 고결한 체형과 신체적·정신적 질병에 대한 면역력을 갖게 되었습니다.

원주민 부족의 아기는 동물의 새끼처럼 잠을 자는 동안 본능적으로 입을 다뭅니다. 그러므로 자연스럽고 건강한 공기를 들이켜게 되지요. 어쩌다 아기가 잠결에 입을 벌린다면 앞서 설명한 대로 어머니가 손으로 입을 오므려 주면서 입을 다물고 자는 습관이 자리를 잡을 수 있도록 돕습니다. 코로 숨 쉬기의 중요성을 스스로 완벽하게 인식하고 생활 습관으로 완전히 몸에 배게끔 너무나 '자연스러운' 규칙을 엄격하게 시행하고 유지하도록 하는 것이지요.

하지만 문명사회를 살펴보다 보면 모든 편리함과 여유에도 불구하고 답답한 공기 속에서 태어나고 애지중지 키워지는 아기들에 대한 동정심이 샘솟습니다. 뜨거운 공기를 들이켜며 생활하는 아기들은 입을 크게 벌리고 숨을 쉴 수밖에 없으며 질병을 일으키는 습관을 예방하지 못한 채 양육되어 결국 그 습관이 자리 잡고 맙니다. 이 습관은 어린아이들에게서 흔히 발견되는 급성 폐쇄성 후두염에 걸릴 확률을 높이고, 어리석은 아이가 되거나 정신질환을 유발하거나 척추를 휘게 만들 수도 있습니다. 또한 성인기에는 잠을 자도 피로하고 악몽을 꾸게 만들며 폐와 건강을 일찍 쇠하게 하기도 하지요.

잠시 『타임스』 보도를 볼까요.

"런던의 주간 사망 통계를 보면 부모와 함께 침대에서 잠을 자다가 죽는 영아가 매주 10명에서 15명, 많게는 20명에 이른다고 한다. 외과의사 토머스 와클리 씨는 1860년 5월 영아 사망에 대해 다음과 같이 말했다. '지난

겨울 같은 원인으로 사망한 100명 이상의 영아를 조사한 결과, 부모가 영아를 이불로 완전히 덮어 아기가 자신이 내뱉은 숨을 다시 마시게 하는 바람에 벌어진 일이었습니다.'"

영국의 인구 등록 관리국 또한 비슷한 조사 결과를 발표했습니다. 그에 따르면 영국에서는 매년 70만 명 이상의 영아가 태어나지만 10만 명 이상이 한 살이 되기 전에 사망한다고 합니다. 이 중 12,738명은 기관지염, 3,660명은 이가 나는 고통, 19,000명은 경련으로 사망하고요. 또한 영국에서 어린이가 사망하는 가장 흔한 원인으로 침대에서의 숨막힘, 즉 부모가 이불로 아기의 얼굴까지 모두 덮거나 공기를 완전히 차단하는 행동을 꼽았습니다.

재차 말하지만 입을 벌리고 자는 습관은 인간의 건강에 매우 파괴적입니다. 이 습관은 밀폐되고 과열된 공기를 들이마시며 잠을 자는 데서 기인합니다. 섬세하지 못한 양육자들이 이 습관을 가벼이 넘기고 방치하면 이는 자녀들이 겪을 불행의 씨앗을 심는 셈이 됩니다. 우리는 이 오류를 지금이라도 바로잡아야 합니다. 결과적으로 이는 인류 전체에 이로운 일이 될 것입니다.

우선 양육자들은 아기에게 과하게 따뜻한 공기가

필요하지 않다는 사실을 인지해야 합니다. 품 속에서 자는 것보다 차라리 창문 밖에 머리를 내밀고 자는 것이 나을지도 모르겠습니다. 오히려 온기가 필요한 이는 중장년층입니다.

물론 생애 초기에 형성되는 이와 같은 위험한 습관을 들이지 않고 살아가는 사람도 있습니다. 다만 청소년기부터나 성인이 다 되어서 이 습관이 자리 잡는 사람도 적지 않지요. 나쁜 습관이 몸에 미치는 타격을 받고 고통을 온몸으로 견디며 고령까지 생존하는 이는 매우 소수입니다.

일관되게 입을 단단히 다무는 노인들을 보면 우리는 오랫동안 실천한 건강한 습관의 결과를 보고 있는 셈입니다. 그들은 제가 줄곧 비판하는 악습의 치명적인 결과를 비껴 간 소수의 생존자라고 할 수 있지요.

{ 4 }
입으로 숨 쉬는 나쁜 습관

문명화된 사람들 대다수가 제가 언급하는 습관에 거의 중독되어 있지만 아주 소수만이 자신이 중독되어 있다는 사실을 인정할 것입니다. 그들은 입을 다물고 잠들었다 생각하겠죠. 하지만 입을 벌리고 잠을 자는 나쁜 습관이라는 교활한 악당은 우리가 자느라 그의 존재를 인식하지 못하는 동안 눈에 띄지 않게 피를 빨아먹는 치명적인 뱀파이어처럼 조용히 다가와 생명력을 앗아 갑니다.

대다수의 사람들은 자신이 잠을 자는 동안 코를 골았다는 사실을 납득하기 어려워합니다. 왜냐면 자는 동안엔 코를 곤 것을 모르고, 깨어나면 코골이를 멈추기 때문입니다. 입으로 숨 쉬는 것도 마찬가지입니다. 대부분 자신이 입으로 숨 쉬고 있다는 사실 자체를 모르죠. 입으로 숨 쉬는 것은 일반적으로 코를 고는 원인이기도 한데, 의식이 돌아오는 순간 입이 닫히므로 우리는 입을 다문 상태로 잠에서 깨기 때문입니다.

자연스럽고 상쾌한 수면은 공기를 조금만 들이마시고, 맥박은 낮은 완벽한 휴식 상태라고 말할 수 있습니다. 그럴 때 인간은 거의 존재하지 않는 것처럼 보입니다. 이런 휴식은 매우 필요하고도 현명한 일입니다. 이 휴식을 취하는 동안에는 폐와 팔다리 또한 하루 동안 생활하며 겪은 일과 흥분에서 한 걸음 멀어져 쉴 수 있습니다.

대개 과도한 수면은 건강에 해롭다고 말합니다. 하지만 올바르게 자면 건강에 해로울 정도로 너무 많이 자지 않을 겁니다. 폐와 신경계에 자극을 주는 부자연스러운 수면은 원래 수면으로 얻을 수 있는 휴식을 제공하지 못합니다. 아침에 일어날 때 입이 건조하다면 이는 입을 벌리고 잤다는 신호입니다. 당신은 피로를 느껴 더 자고 싶어질 것입니다. 이는 수면의 질이 좋지 않았다는 방증이라 당신은 휴식이 충분치 않았다고 확신하게 됩니다. 그 상태로 오래 누워 있을수록 삶의 즐거움과 수명은 줄

어들겠죠.

입을 벌리고 자는 잠은 인간이나 동물에게 완벽한 수면이 될 수 없습니다. 일단 폐에 부담을 주지요. 이는 얼굴 표정에 명백히 드러납니다. 가령 어린 양들은 신생아만큼 연약하지만, 태어난 직후부터는 줄곧 3-4월의 차가운 공기를 밤낮으로 호흡하기 시작합니다. 그들이 그렇게 할 수 있는 이유는 그들이 호흡하도록 자연이 설계한 방식 그대로 숨쉬기 때문입니다. 원주민 부족의 신생아도 마찬가지입니다. 비슷한 상황에 노출되어 있고, 완벽하게 잘 견딥니다. 문명사회 사람들처럼 입으로 숨을 쉬는 극단적인 방법으로 수많은 불행과 고통을 초래할 이유가 없으니까요.

삶의 시작점에서부터 뭔가 잘못되었다는 것은 참으로 유감스러운 일입니다. 문명사회의 보호자들은 아기가 깨어 있을 때는 지켜봐야 하지만 잠에 들기만 하면 아무런 문제가 없을 거라는 잘못된 믿음을 갖고 있습니다.

교육에는 신체와 정신이라는 두 가지 측면이 있는데 전자는 삶의 초기 단계에서부터 시작할 수 있습니다. 보호자는 아이의 올바른 수면이 건강을 낳고 조절하며 사실상 생명의 양식임을, 따라서 자연이 설계한 방식대로 수면을 즐겨야 함을 알아야 합니다. 보호자는 그 원주민 여성처럼 아기가 자는 동안 아기를 지켜보며 주의를 기울여야 합니다. 그 시간 동안 아기의 체질이 형성되고 있으며 이는 아기의 행복과 불행에 영향을 미칠 것이기 때문입니다.

상식적으로 생각해 봐도 그렇습니다. 입을 벌리고 차갑고 건조한 공기를 직접 들이마시는 것은 폐에 당연히 좋지 않습니다. 특히 우리가 잠을 자는 밤에는 공기가 가장 차가워서 인체가 휴식을 취하고 외부의 충격에 가장 취약할 때지요.

호흡기 질환으로 고생하는 사람들에게는 이 사실을 따로 증명할 필요가 없습니다. 하지만 아직도 의심하는 사람들이 있다면 친구들이 악몽을 꾸고 (또는 악몽을 꾸지 않더라도) 코를 골며 자는 모습을 한번 살펴보기를 권합니다. 그들은 눈을 감고 입을 크게 벌린 채 잠을 자며 괴로움과 정신적 고통을 겪는 흡사 죽음과 가까운 모습을 보여 줍니다. 자연은 우리가 수면을 통해 낮 동안 쌓인 피로와 불안을 해소하고 몸에 활력을 주어 우리가 즐겁게 살 수 있도록 도우려 합니다. 하지만 입을 벌리고 잔다면 이와 같은 자연의 선의는 꿈처럼 사라지고 말지요.

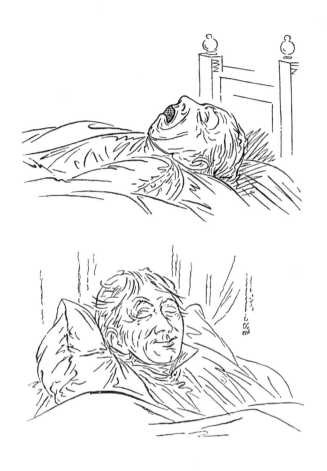

밤중에 자다가 마른 귤껍질처럼 입이 마른 채 침이 언제 어디서 다시 입을 촉촉이 적실지 모르게 입을 벌린 상태로 악몽에서 깬 적이 있나요? 그렇다면 이러한 습관이 폐뿐만 아니라 위와 뇌, 신경 및 모든 장기에 미치

는 위해를 인정하지 않을 수 있을까요? 저처럼 이런 건강을 약화시키는 부자연스러운 습관으로 인해 소년 시절부터 중년까지 여러 괴로움을 겪었으나 결연한 노력으로 이를 벗어던지고 마치 새로운 삶을 사는 것처럼 휴식의 즐거움을 얻은 사람이 있을까 싶습니다.

이 고요한 휴식은 우리가 삶을 마칠 때까지 우리를 모든 위험과 고난 속에서 지탱하는 힘이 되어 줍니다. 의식을 쉬게 하는 잠은 우리를 회복시키고 지탱하는 가장 신비롭고 이해할 수 없는 생명의 원리입니다. 인간의 건강과 생명을 보전하기 위해 자연이 준비한 이 원리를 모든 방법을 동원해 보존해야 하며 남용하거나 교란해서는 안 됩니다. 『성경』에도 이러한 교훈이 담겨 있습니다. '생명의 숨결이 인간의 콧구멍으로 불어넣어졌다'고 언급한 부분이 그러합니다. 우리는 있는 그대로의 방식으로 숨 쉬며 살아가지 않을 이유가 없습니다.

최근 발명된 호흡을 돕는 도구가 지난 몇 년간 사회에 큰 해를 끼쳤습니다. 이는 금전적 이익을 얻기 위한 기업의 노력과 새로움에 대한 소비자의 열망에 따라 널리 사용되고 있지요. 이것을 부적절하게 사용하는 수천 명의 사람들은 스스로 명을 재촉한다고 생각합니다. 제가 말하는 것은 호흡기인데요. 물론 폐가 매우 약하고

오랜 시간 입을 벌리고 숨을 쉬는 습관이 든 사람들에겐
이 도구가 유용할 수도 있습니다(물론 야외에서 사용
하는 데 한해서요). 그러나 수많은 사람들이 유행을 따
른다며 이 도구를 통해 입으로 호흡하고 있지요. 그들은
별 생각 없이 위험한 습관을 자초하고 있는 겁니다. 그
들은 호흡기보다 훨씬 더 안전하고 가장 좋은 도구를 잘
모르는 것 같습니다. 바로 '코'지요.

{ 5 }
코의 존재 이유

동물의 입과 마찬가지로 인간의 입은 음식을 씹고 섭취하는 것 외에 여러 다른 목적을 수행하려고 만들어졌습니다. 그러나 콧구멍은 내벽으로 공기를 정화하고 따뜻하게 데우며, 휴식하는 동안 공기를 나누고 흐름을 고르게 하여 폐를 보호하는 역할을 도맡도록 섬세하고 신비롭게 설계되었습니다. 이 신비로운 정화 과정을 거치기 전까지 공기는 인간이 호흡할 만큼 충분히 깨끗하지 않습니다. 따라서 공기를 비정상적인 방식으로, 주변의 유행성·전염성 감염균과 함께 코 호흡 두 배의 양을 폐로 받아들이는 것은 부주의하고 위험한 일입니다.

코의 복잡한 구조와 점액으로 걸러진 공기의 불순

물은 숨을 내쉴 때 다시 밖으로 배출됩니다. 코를 통과하는 소수의 자극물이 유발하는 따끔거림은 재채기라는 근육의 반사작용을 일으켜 격렬하고 성공적으로 제거됩니다.

마치 증류수가 물탱크나 개구리가 사는 웅덩이의 물과 다른 것처럼 입으로 들이마시는 공기와 코를 통해 폐로 들어가는 공기는 완전히 다릅니다. 코가 대기 중의 유독 성분을 걸러 내고 정화하는 과정은 눈으로 쉽게 관찰할 순 없지만 입으로 체리 씨나 생선가시가 위로 들어가는 것을 막는 일만큼 분명하고 중요합니다.

인체의 구조는 말로 설명할 수 없을 정도로 복잡하지만 하급 동물들의 신체 구조에서 같은 현상(또는 더 놀라운 현상)을 발견할 때, 그 수수께끼가 벗겨지는 것만 같지요. 민감한 코가 본능적이고 순간적으로 대기의 불순물을 제거하고 거부하는 것을 볼 때면 더욱 놀라움을 금치 못합니다.

우리는 이 설명할 수 없는 현상들을 다른 여러 동물의 사례에서 볼 수 있습니다. 물에 둘러싸인 물고기는 물에 녹은 공기로 호흡합니다. 알려진 사실에 따르면 인간은 얼마간 우물 바닥의 유해한 공기를 코로 흡입해 생존할 수 있으며 그럴 땐 생명에 큰 위협을 받지 않는다고 합니다. 그러나 그 자리에서 도움을 요청하려고 입을 열면 폐가 닫히고 그때부터 생명이 위험해지지요. 동물 대부분은 생명에 위협을 받지 않고 상당 시간 동안 같은 공기를 흡입할 수 있습니다. 이는 의심할 여지 없이 그들이 코를 통해 호흡하며, 코를 통해 유독한 균을 차단하기 때문입니다.

또한 세상에는 코를 통해 흡입하면 해가 없지만 입을 통해 흡입하면 생명을 파괴할 수 있는 여러 광물-식물성 독소가 존재합니다. 독을 지닌 파충류와 동물도 마찬가지입니다. 꼬리방울뱀이나 독사를 죽이고 그 위에 입을 다물고 서 있으면 해를 입지 않습니다. 하지만 이 파충류의 사체 위에서 함께 있는 동료들과 대화를 나누면 입을 통해 독기를 흡입해 고통을 겪거나 어떤 경우에는 사망에 이르기도 합니다.

우리가 마시는 모든 물과 호흡하는 공기 속에는 맨눈으로는 보이지 않는 아주 작은 이물질들이 존재합니다. 식물의 미세한 입자뿐 아니라 독성 광물, 심지어 유리와 규소도 공기 속에서 눈에 띄지 않게 떠다니며, 인간의 호흡기관에 영향을 미칩니다. 입을 벌리고 날면서 공기 중에서 먹이를 잡는 새들은 이런 물질들을 꽤 많이 흡입하는데, 이는 심지어 뼈까지 축적됩니다. 현미경으로 관찰할 수 있는 사실입니다.

　이런 이물질이 몸에 들어오지 않게 하려고 자연은 우리 몸에 점액과 유기적 구조를 통해 그 유입을 막는 보호 장치를 준비했습니다. 가령 눈에 있는 액체는 대기를 통해 전달된 먼지 입자들을 붙잡고, 중화시키며, 밖으로 내보냅니다. 또한 콧구멍의 점액은 독성 입자와 악취를 흡수하고 배출하지요.

　따라서 입과 목이 벌어진 채로 이러한 것들을 폐로 흡입하는 것은 결핵이나 치명적인 질병의 원인이 될 수 있다고 짐작할 수 있습니다. 이는 굉장히 쉽고 합리적인 추론입니다. 비슷한 맥락에서 콜레라, 황열병과 같은 끔찍한 전염병으로 인한 사망이 동물성 미생물의 흡입에 의해 발생한다는 것도 합리적인 추측입니다. 이러한 유해균을 위와 폐로 가장 많이 흡입하는 사람들이 이러한 질병의 희생자가 되겠죠.

　인간의 팔다리, 근육 그리고 정신이 모두 활동 중인 깨어 있는 동안 맑은 공기를 마실 수 있다면 입으로 숨을 쉬어도 큰 해가 없을 수 있습니다. 격렬한 행동과 흥분의 순간에는 입으로 숨을 쉬는 것이 필요할 수도 있고요. 하지만 그가 밤에 하루의 피로를 풀고 잠자리에 들때, 자신의 몸과 에너지를 수면의 안식에 맡기고 그의 의지와 모든 저항력이 평온에 굴복할 때 입을 크게 벌린다면 이는 폐를 차게 하고, 뇌를 괴롭히며, 위를 마비시키고, 악몽을 꾸게 해 다음 날에 두통, 치통, 류머티즘, 소화불량, 통풍을 겪을 겁니다.

그런 사람은 수면의 즐거움을 모릅니다. 그는 아침에 일어날 때 잠자리에 들 때보다 더 피로를 느껴 낮에 약을 먹고 치료를 받겠죠. 하지만 매일 밤 질병의 증상을 갱신합니다. 수면 시간 동안 이렇게 폐를 다루는 것보다 차라리 입을 닫는 편이 평화로운 휴식을 취하는 더 나은 방법일 것입니다. 신경계에 미치는 파괴적 자극과 폐의 염증 및 그로 인한 여파는 입을 벌리고 숨 쉬는 것과 같은 부자연스러운 습관으로 인해 생기며 이 습관이 지속된다면 우리는 건강상의 위협을 피할 수 없죠.

이 빈번하고 가장 치명적인 질병 외에도, 기관지염, 편도선염, 급성 폐쇄성 후두염, 천식 및 기타 호흡기 질환, 소화불량, 위통풍, 구루병, 설사, 간 질환, 심장 질환, 척추 질환, 뇌에서 발가락까지의 전신 신경계 질환은 대부분 이 치명적이고 비정상적인 습관에서 기인한다고 생각합니다. 어떤 의사든 이러한 여러 신체 부위가 자연스러운 기능이 방해를 받으면 어떤 괴로움을 겪는지 쉽게 설명할 수 있을 겁니다.

잠에 들 때 사람들은 일이나 사업, 재정상태에서 오는 괴로움이나 즐거움이 아니라 자신에게 더 중요한 폐를 생각해야 합니다. 폐는 하루 동안 우리를 살아남게 하는 최고의 동료이므로, 우리는 평화롭고 고요한 휴식을 취해 폐가 다음 날 다시 시작될 고된 일을 견딜 힘을 회복할 수 있도록 도와야 합니다.

그러려면 우선 우리는 폐의 자연적인 양분이 신선한 공기임을 기억해야 하며 그 양분을 공급하기 위해 준비된 통로는 폐를 위한 양분을 정화하는 수단을 갖춘 콧구멍임을 알아야 합니다. 다정한 어머니가 아기를 재우듯 폐도 휴식을 취해야 하며, 생명의 공기를 공급받아 자연스러운 방식으로 사용되어야 합니다. 이렇게 폐를 관리하면 폐는 날마다 기쁨과 즐거움으로 우리에게 보답할 것입니다.

폐와 위는 서로 너무 가까워서 폐에 위협이 가해진다면 위도 안전하지 못합니다. 두 기관 모두 저마다 소화할 수 있는 자양분이 있고 그것을 받아들일 자연스럽고 적절한 절차가 준비되어 있습니다. 공기는 폐를 위한 양분이지 위를 위한 양분이 아닙니다. 그런데 입을 벌리고 자는 사람은 폐뿐만 아니라 위로도 차가운 공기와 불순물을 끌어들이는 셈이죠. 그 결과 위 질환이나 소화불량이 발생하는 겁니다. 차가운 공기와 바람이 위로 들어가는 것은 마치 빵이 폐로 들어가는 것이나 마찬가지입니다.

흔히들 인간의 많은 질병들은 위와 관련되어 있어서 위를 잘 다루면 치료할 수 있다고 말합니다. 하지만 저는 많은 질병이 폐에서 비롯된다고 믿습니다. 소화와 호흡 및 신경계의 건강하고 규칙적인 기능이 폐에 달려 있기 때문입니다. 생명이 움직이는 원리, 아니 생명 그 자체가 폐에 있으므로 그 원천의 자연적인 기능을 방해하는 것은 신체의 모든 기능에 영향을 미칩니다.

위장은 필수적이기는 하지만 인체의 건강한 동력이 작동하는 동안에는 이차적인 역할을 수행합니다. 인간은 음식 없이는 며칠도 살 수 있지만, 폐의 호흡 기능 작용 없이는 단 몇 분도 살아남기 힘드니까요. 사람들은 자주 '위에 문제가 있어서 잠을 잘 못 잔다'고 말하지만, 사실은 그 반대입니다. 잠을 '잘못' 자기 때문에 위에 문제가 생기는 것입니다.

이와 같은 인체의 연관성이 사실이라면 폐를 잘못 대하는 것으로 인해 생기는 많은 위험들이 이미 문명인의 삶 도처에 도사리고 있을 것입니다. 야생동물이나 원주민은 이러한 모든 위험으로부터 벗어나 있다는 사실을 생각해 보면 알 수 있죠. 제가 말했듯 호흡 방식의 오류는 요람에서 시작해 습관이 되고 마치 제2의 천성이 되어 인간을 죽을 때까지 괴롭히고 지치게 합니다. 문명화된 인류의 무섭게 치솟는 사망률이 숨을 잘못 쉬기 때문인지 질문하고 생각해 보는 일은 매우 중요합니다.

인간이 70년을 살도록 창조되었다고들 하지만, 실제로 몇 사람이나 그 나이에 도달할까요. 그의 절반, 심지어 4분의 1도 안 될 겁니다. 의사들은 그들이 어떤 질병으로 사망하는지는 말해 주지만, 그 질병의 진정한 원인을 설명해 주지는 않습니다. 모든 결과에는 원인이 있습니다. 질병이 죽음의 원인이라면 질병에도 분명 원인이 있을 것입니다.

{ 6 }
폐를 함부로 다루는 호흡법

야생동물이 조기에 사망하지 않고, 원주민도 비교적 조기 사망으로부터 자유로운 것으로 미루어 짐작하면 문명사회에서 보이는 높은 사망률은 원주민과 야생동물이 실천하지 않는 문명사회 사람들만의 습관의 결과라고 추론하는 것이 합리적이겠지요. 세 창조물의 습관에서 특징적인 차이와 그것이 낳는 결과가 어떤 점이 다른지 보이나요? 야생동물은 늘 입을 닫고 있으며, 원주민은 밤에는 물론 낮에도 대부분 입을 닫고 있습니다. 반면 문명인은 낮과 밤의 대부분의 시간 동안 입을 열고 있습니다. 그 결과 동물은 질병으로부터 거의 자유롭고, 원주민은 비교적 자유로우며, 문명인은 그중 가장 자유롭지 못하죠.

이러한 사실을 바탕으로 우리는 매우 강력하고 자연스러운 결론을 도출할 수 있습니다. 다양한 건강상의 문제를 낳는 주요 원인이 존재하고, 이는 앞서 언급된 신체와 정신 질환의 대부분이 생명의 근원과 주요 동력인 폐를 함부로 다루는 것에서 비롯된다는 점입니다. 이러한 사실은 비정상적인 호흡 습관이 인간을 얼마나 전염병에 노출시키는지에 대한 의문을 제기하기도 합니다. 야생동물은 콜레라와 황열병에 걸릴 위험이 현저히 낮습니다. 저는 1831년 아시아 콜레라가 아메리카 대륙에 도달했을 때 원시 상태에서 살고 있는 원주민들에 의해 전염병의 진행이 억제된 것을 목격한 산 증인입니다. 병이 창궐하는 동안 저는 그 지역에서 여행 중이었으니까요.

전염병은 의심의 여지 없이 독성 미생물이나 감염성 요소를 매개로 하여 대기를 통해 전파됩니다. 그렇다면 자는 동안 입을 벌리고 자면서 감염된 공기를 폐와 위로 직접 받아들이면 질병에 걸릴 가능성이 높아진다는 추론은 합리적이지 않나요? 이는 과학의 발전과 인류의 복지를 증진시키는 얼마나 중요한 주제일까요? 수천 수백만 명의 콜레라, 황열병 희생자가 그 끔찍한 재

앙이 퍼진 지역에서 입을 벌리고 자는 습관을 가지고 있지는 않았는지에 대한 연구가 필요하지 않을까요?°

알려진 사실에 따르면 물고기는 낚시 바늘 같은 것으로 입을 벌려 놓으면 물속에 있더라도 몇 분 안에 죽습니다. 저는 평소의 휴식 시간 동안 말이나 소의 입을 벌려 나무 블록으로 고정해 놓으면 그들이 얼마나 오래 살 수 있을지 진지하게 의심합니다. 이렇게 인공적으로 설정한 신체의 교란은 인간의 신체에서도 같은 결과를 낳을 것이며 이때 죽음은 더 빠르고 분명하게 우리에게 다가오리라 믿습니다. 제가 방문한 아메리카 원주민이 입을 벌리는 습관에 별 관심이 없었다면 그들은 오래전에 문명인에 비해 그들이 가지고 있는 뚜렷한 이점인 신체적 아름다움과 균형을 잃었을 것이며, 그들의 사망률

° 이 중요한 주제에 대한 제 의견은 꽤 오래전에 형성되었습니다. 앞서 보셨듯 저는 여행 중 흥미로운 관찰을 할 기회가 여러 번 있었는데요. 그 기회 중 가장 인상 깊었던 것은 1857년 여름 브라질의 몬테비데오에서 페르남부쿠로 가는 증기선을 타고 항해할 때의 일입니다. 항해하는 동안 80명의 승객 중 약 30명이 황열병으로 사망하여 관습에 따라 갑판에서 바다로 버려졌지요. 저는 이전에 황열병을 두 번 앓았기 때문에 별로 두렵지 않았던 터라 고통스러워하는 이들을 돕는 데 모든 시간과 품을 들였습니다. 평생 입을 벌린 채 살아 온 사람이라면 죽은 뒤 시신의 입을 닫는 것이 쉽지 않다는 것을 이미 알고 있었던 저는 자연스럽게 식당과 배 안에서 사람들의 얼굴을 살피게 되었습니다. 그러다 보니 몇몇 사람이 조심스레 걱정이 되더라고요. 그리고 이틀 후 그들의 자리가 비어 있는 것을 발견했지요. 그들을 다시 본 건 갑판 위에서 바다로 시신을 던질 때였습니다.

은 현재보다 훨씬 더 문명사회에 근접한 수치를 보여 줄 것이라 생각합니다.°

이미 언급된 치명적 질병 외에도, 제가 설명한 해로운 습관으로 인해 발생하는 다른 질병들이 있습니다. 척추측만, 정신지체, 난청, 악몽, 코의 용종, 치아의 기형 및 조기 충치, 치통, 삼차신경통● 류머티즘, 통풍 등이 그러합니다. 이 질병은 당장 치명적이지는 않지만 외모와 감각을 유지하고 삶을 즐기는 데 영향을 미치기에 우리가 평소 주의 깊게 다루고 방지해야 하는 질병입니다. 그리고 이러한 질병들은 동물에게도, 원주민에게도 낯선 것이지요.

앞서 언급한 습관으로 인해 고통받는 이들의 자손은 종종 태어날 때부터 체질적으로 허약한 경향성을 가질 수 있습니다. 모든 문명사회에서 생산 가능한 인구의 4분의 3이 이러한 상태에 있는 것으로 보입니다.

자연은 별다른 설계나 의도 없이 아무것도 만들지 않습니다. 그 누가 감히 자연이 '일부러' 문명인을 불쌍하게 설계했다고, 자연의 손길이 원주민에게만, 심지어

○ 이전에 동물이 콜레라나 황열병 같은 전염병으로부터 자유롭다고 말한 적 있습니다. 물론 그들 또한 인간 종과 마찬가지로 다른 병균의 영향을 받겠지요. 하지만 그것은 전염병에 감염된 지역 중 하나에서 동물이 입이 벌어지고 코가 막힌 상태로 얼마나 오래 살 수 있는지를 실험해 보기 전까진 모를 일입니다.

● 삼차신경에 병적인 변화가 생겨 얼굴 감각에 이상이 생기거나 씹는 데 사용되는 근육이 약화되는 증상이 나타나는 질환.

동물에게까지만 더 세심히 미쳐 그들만 더 완벽하게 만들었다고 말할 수 있을까요. 자연의 설계를 탓하거나 의심하는 대신 우리는 양육 방식과 생활 습관을 돌아보아야 합니다. 아기들은 성장기에 부드러운 손길로 친절한 보살핌을 받기 때문에 불의의 사고를 당하지는 않을 겁니다. 뇌를 망치거나 척추를 일부러 구부리는 일도 없겠지요. 다만 지나친 불안으로 과잉보호를 하게 되면 눈에 띄지 않게 점차 재앙을 초래할 습관을 형성할 수 있습니다. 저는 폐의 습관적 오용보다 더 가능성 있는 원인은 없다고 믿습니다.

{ 7 }
입은 치아를 보호한다

인간의 치아는 동물과 마찬가지로 자연 수명이 다할 때
까지 그 목적에 맞게 기능하도록 현명하게 설계되었습
니다. 그러므로 앞서 설명한 해로운 습관 때문에 고통
받지 않는다면 의심의 여지 없이 건강을 유지할 수 있을
겁니다. 침은 순수한 샘에서 흘러나오는 샘물처럼 입이
닫혀 있는 동안 지속적으로 생성되어 치아와 잇몸 등 입
안의 모든 부분을 적셔 이물질을 제거합니다. 침이 나오
지 않는다면 입에 이물질이 쌓이고 굳어 치아에 질병을
전파하고 숨을 탁하게 할 것입니다.

　　엄밀히 말하면 자연적으로 치아와 눈은 양서류적
이라 할 수 있습니다. 두 기관 모두 보호를 위해 준비된

액체에 잠겨 있으며, 다양한 목적을 위해 충분히 긴 시간 동안 공기 중에 노출되어도 이상이 생기지 않는 능력을 가지고 있습니다. 하지만 일정 시간 이상 공기에 노출되면 그 기관을 오용하게 되고 이는 곧 부패로 이어집니다. 수면 중 입과 잇몸을 건조하게 하고 치아와 잇몸을 가로지르는 비정상적인 찬 공기의 흐름은 치아의 기형, 치통, 삼차신경통을 유발하며, 이는 문명 사회에서 흔히 볼 수 있는 조기 충치와 치아 손상으로 이어집니다.

동물 중 음식과 물을 섭취할 때를 제외하고는 결코 입을 열지 않는 종들은 하루 종일 치아가 공기에 노출되지 않기 때문에 거의 부패하지 않습니다. 하지만 말하고 웃는 동물인 인간은 하루 중 상당 부분을 치아를 공기에 노출시키며, 종종 밤중에도 이를 계속 공기에 노출시킵니다. 그 결과 문명인은 종종 중년에 이르러 치아를 잃고, 열에 일곱은 50세가 되기 전에 무덤에 들어갑니다.

문명인이 평소 건강 문제를 겪는다거나 치아가 부재한 상태에서 소나 말처럼 풀을 뜯어 먹으며 살아야 했다면, 혹은 숟가락을 사용할 줄 몰랐다면 어떤 비참한 상황에 처해졌을까요? 그는 얼마나 오래 살 수 있었을까요? 야생에서 살아가는 동물에게 치아 한두 개를 잃는다는 것은 죽음을 의미할 것입니다. 우리는 창조주의 설계가 얼마나 현명하고 선견지명이 있는지를 알 수 있지요. 창조주는 그들의 존재를 뒷받침하는 확실한 수단을 제공했을 뿐만 아니라 그 수단을 보호하기 위한 본능적인 습관도 함께 제공한 셈입니다.

원주민들은 이러한 사실을 잘 알고 있는 것 같았습니다. 원주민 여성이 아기를 지켜보며 아기가 요람에서 잠들 때 입술을 붙여 주는 것은 지나가는 문명인에게는 비웃음이나 동정의 대상이 될 테지만 아기에게는 사람들로부터 부러움과 감탄을 받을 수 있는 습관을 확립시켜 주는 훌륭한 교육이지요.

말이 적고 자연스럽게 잠드는 원주민에게는 치과 의사나 치약이 필요 없습니다. 그들의 치아는 거의 예외 없이 피아노 건반처럼 규칙적으로 배열됩니다. 그리고 그들의 치아는 충치나 통증 없이 노년까지 건강과 씹는 능력을 유지합니다. 왜 현재 문명화된 사람들 사이에서는 이와 같거나 비슷한 결과가 나오지 않는지에 대한 연구가 거의 이루어지지 않았는지 의아할 뿐입니다.

문명인은 입을 벌리고 사는 동물이라 할 수 있습니다. 하지만 원주민은 그렇지 않습니다. 원주민은 다들 입을 다물고 잠을 자고, 사냥을 하며, 웃습니다. 먹거나 말할 때조차 입을 여는 것을 망설이는 듯 보입니다. 원주민 아이는 태어난 이후로 입을 벌리고 잠을 자는 것이 단 한 번도 허용되지 않습니다. 그 결과 치아가 처음 날 때부터 서로 잘 맞물리는 자연스러운 치열을 구성하여 건강하고 기분 좋은 규칙성을 형성합니다. 이는 원주민에게 세계에서 아마도 가장 자연스럽고 아름다운 입을 만들어 준 비결입니다.

한 가지 짚고 넘어가자면, 저는 집단적이고 전체적인 의미에서 사람들의 외모나 습관에 대해 이야기하는 것입니다. 물론 문명화된 사람들에게서도 원주민 사이에서 볼 수 있는 것만큼이나 아름다운 입과 균형 잡힌 얼굴 구조를 볼 수 있지요. 하지만 그렇게 자주는 아닙니다. 인체의 대칭성, 움직임의 우아함 그리고 구성 요소의 자연스러운 배열로 빚어진 아름다움은 원주민에게서 훨씬 더 일반적으로 관찰할 수 있는 현상입니다.

원주민 사회는 문명화된 공동체에서 빈부 격차가 만들어 내는 불행으로부터 비교적 자유롭기 때문에 그로 인해 발생하는 개인 생활 간 대조가 두드러지지 않습니다. 원주민의 생활 수준은 거의 비슷하고, 그들의 가장 큰 필요는 음식입니다. 음식은 그들이 구할 수 있는 범위 안에 있고요. 따라서 그들의 얼굴은 가난이 가져오는 걱정과 고통의 흔적으로 주름지거나 패이지 않습니다. 탐욕이 얼굴에 새기는 추악한 표정이나 부의 방탕한 낭비가 만들어 내는 혐오스럽고 불쾌한 표정도 발견하기 어렵죠. 그들의 취향은 덜 세련되고 열정은 그리 뜨겁지 않지만 그렇기 때문에 덜 사용되고 그만큼 남용되지도 않습니다. 그들은 생활의 단순함을 유지하며 그 안에서 상상하고 원합니다. 그 결과로 원주민들의 얼굴은 타고난 그대로를 유지하며 평균적으로 문명사회의 사람들보다 더 자연스럽습니다.

자연 그대로를 유지하는 삶의 습관은 치아나 입에 장애나 기형을 만들지 않습니다. 하지만 좋지 않은 습관이나 불의의 사고는 불쾌한 균열을 일으키며 그 결과 종종 혐오스러운 외관을 만들어 냅니다.

야생동물에게는 습관이나 사고가 균열을 일으킬 가능성이 적어 자연의 손길이 만든 규칙적인 체계의 아름다움을 볼 수 있지요. 더불어 건전함과 내구성에서 자연이 만드는 작품의 완성도를 감상할 수 있습니다. 인간도 다르지 않습니다. 인간의 신체 구조에는 자연의 손길이 축소되었다고 생각할 정당한 이유가 하나도 없습니다.

덜 가혹하고, 더 부드럽고, 애정 어린 것처럼 보이는

많은 문명사회 보호자의 보살핌 아래 아기들은 보호자의 품 안에서 그의 뜨거운 숨결을 들이켜거나 혹은 과열된 방 안에서 얼굴을 가리고 숨 쉴 공기 한 점 없이 잠을 잡니다. 그럼 아기들은 숨을 헐떡이게 되지요. 이는 유아기와 어린 시절에 입을 벌리고 잠을 자는 습관으로 이어지지만, 대부분의 보호자들은 이를 간과하거나 단호히 교정할 만큼 가혹하지 않습니다. 그들은 이것이 얼마나 슬픈 괴로움을, 훗날 그들의 집에 급성 폐쇄성 후두염과 같은 질병을 가져올지 생각하지 못하는 것이죠.

어머니가 애정을 담아 아기를 안고 수면을 취하는 것보다 더 자연스러운 행동은 없지만 이처럼 아기의 건강과 심지어 생존에 위험한 것도 없습니다. 어머니는 잠에 빠져들면서 팔을 아기 주위로 조이고, 입술을 아기에게 더 가까이 가져갑니다. 그럼 아기는 어머니가 폐에서 내뿜는 쾨쾨하고 독성이 있는 공기를 들이켜게 됩니다. 얼핏 별일 아닌 듯한 이 풍경이 훗날 어떤 괴로움을 가져올지 어머니는 모르겠죠. 어머니에게 순결한 아기의 미약한 숨결을 들이마시는 것보다 달콤한 일은 없을 것입니다. 하지만 그녀는 이렇게 아기의 숨결을 빨아들이는 동안 그녀가 아기에게 전염병과 죽음을 되돌려줄 수 있음을 상기해야 합니다.

통계에 따르면 영국에서만 해마다 25,000명의 5세 미만의 유아와 어린이들이 경기(경련)로 사망한다고 하지요. 이러한 경기의 원인은 뭘까요? 이가 날 때와 급성 폐쇄성 후두염에 걸릴 때 겪는 부자연스러운 고통의 원인인 입 호흡만큼 그럴듯한 원인이 또 있을까요?

아기는 수면 시간의 3분의 2를 입을 벌린 채로 보내는데, 이때 연약한 치아가 외부에 노출되고 맙니다. 치아를 보호하는 침은 공기의 흐름에 의해 차갑게 말라 버리고요. 치아는 비자연적이고 불균형한 길이로 솟거나 어긋난 방향을 향하게 됩니다. 그러면 문명사회에서 성인들이 자주 보이는 불편하고 불쾌한 구강 구조가 형성되기 쉽지요. 문명사회에서 치과의사들은 이런 환자를 진찰하며 많은 수익을 거둡니다.

물론 문명사회에도 자연의 설계를 따르는 습관을 고수하는 사람들이 있습니다. 하지만 그리 많지 않지요. 많은 사람들이 일상에서 입을 통해 숨 쉬고 입을 벌리는 행동이 반드시 필요하다고 생각합니다. 마치 원래 그렇게 태어난 것처럼요. 하지만 그렇게 입만을 사용하면 코라는 통로는 사용되지 않는, 막힌 길처럼 풀과 잡초로 무성해져 용종이 생기거나 다른 질병이 발생하는 터전이 됩니다.

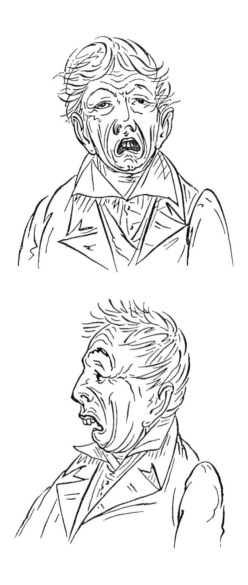

{ 8 }
자연 그대로의 삶을 사는 원주민과
그렇지 않은 문명인

입으로 호흡하는 경우 입과 얼굴이 전체적으로 변형됩니다. 자연스럽지 않은 모습으로요. 오랜 기간 입으로 숨을 쉬는 해로운 습관을 계속 실천하면 지속적인 악영향이 누적되는데, 이는 문명사회에서만 볼 수 있는 현상입니다.

야생동물에게선 이렇게 끔찍한 현상을 좀처럼 찾아보기 어렵습니다. 우리는 문명인을 조롱할 것이 아니라 동정해야 합니다. 일그러진 인간의 얼굴과 동물들을 대조해 보세요. 늑대, 호랑이, 심지어 하이에나와 당나귀의 얼굴과 입은 매력적이고 심지어 잘생겼습니다. 하지만 인간의 입은 이상하게 벌어져 있지요. 벌어진 입으로 차갑고 오염된 공기가 치아를 지나 폐로 들어가면 폐질환과 죽음을 초래하지 않을 것이라고 말할 수 있는 의사는 얼마나 될까요? 감염된 지역은 질병을 전파하고 감염은 부패로 이어집니다. 그리고 폐와 가장 가까운 감염된 지역은 입일 것입니다.

자연에 반하는 대부분의 습관은 방치되면 질병으로 발전합니다. 지금까지 단순한 습관으로만 여겨진 이 호흡 방식은 그 악영향 때문에 인류의 특정 질병들 사이에서 본격적으로 논의해야 할 만한 가치가 있음을 보여줍니다. 앞에서 언급한 대로 감염 상태의 입이 폐가 공기를 조달받는 비정상적인 통로 역할을 하는 습관이 계속 이어진다면 구강 구조는 자연스러운 모양에서 변형됩니다. 그것도 영구적으로요. 그러니 이 습관은 질병을 특징 짓는 구체성과 특수성을 갖게 되므로 하나의 질병으로 분류되어야 합니다. 이 병에는 아직 이름이 붙여진 것 같지 않지만, 저는 '괴로운 지옥'Malo Inferno이라고 표현하는 것보다 더 나은 이름이 떠오르지 않습니다. 이는 문명인에게 주로 나타나며 인간의 신성한 얼굴을 비참하게 일그러뜨리는, 야생동물이나 원주민에게선 좀처럼 관찰하기 어려운 질병이요.

아메리카 원주민은 문명인을 '얼굴이 창백한 사람

들' 또는 '입이 검은 사람들'이라고 부릅니다. 이 표현의 진정한 의미를 이해하려면 원주민과 어느 정도 함께 살아 본 다음 문명사회로 돌아와야 합니다.

제게는 이 표현의 정당성을 실감할 충분한 기회가 있었습니다. 원시 사회에서 문명사회로 돌아온 후 그 표현이 얼마나 정확한지에 대해 크나큰 놀라움을 느꼈죠. '다문 입'들과 오랜 시간 친밀함을 나누고 문명사회로 돌아오면 문명인을 새로운 시각에서 바라보게 되더군요. '창백한 얼굴'에 대한 원주민의 공포와 '검은 입'이라는 표현과 그들이 느끼는 혐오감을 충분히 이해하게 되었습니다.

몇 년 전 런던을 방문한 로와이 부족민 14명을 만났습니다. 그중 한 명은 와쉬-케-몬-예(빠른 무용수라는 뜻입니다)라는 사람이었죠. 그는 잘 까불며 사람들을 웃게 하는 사람이었고 비평가적인 면모 또한 약간 갖추고 있었으며, 간단한 문장을 만들어 유머를 선보일 수 있는 정도로 충분한 영어를 구사할 줄 알았습니다. 어느 날 사람들이 그에게 이제까지의 경험을 토대로 백인을 어떻게 생각하느냐고 물어보았습니다. 모두를 박장대소하게 한 그의 답은 이러했습니다.

"백인은 입 닫으면, 꽤 괜찮아. 입 열면, 안 괜찮아.

난 안 좋아해, 별로야."

원주민 부족이 백인에게서 발견한 두드러진 특징 중 하나는 이가 어긋나거나 온전치 못하다는 겁니다. 부족장은 제게 그 이유를, 백인들이 거짓말을 많이 해서 이가 상했다고 생각한다고 귀띔해 주었지요.

아름다운 치아를 가진 사람들은 습관적으로 입을 다물고 있습니다. 반면 비정상적인 치아를 가진 사람들은 입을 벌리고 있죠. 변형된 치아가 습관을 만든 것이 아니라, 습관이 치아의 변형을 일으켰기 때문입니다.

우리가 분명하게 이 습관이 인간의 건강과 생명에 미치는 파괴적인 영향을 인지한다면 이 문제는 전과는 다른 중요성을 가질 겁니다. 사회의 모든 구성원이 이해해야 할 가치가 생길 테고요. 이 습관의 치명적인 영향을 막을 책임은 의사가 아닌 우리 개인에게 있습니다.

야생동물은 태어나자마자 일어서 신선한 공기를 마시고 바로 먹이를 찾아 먹습니다. 병아리는 스스로 껍질을 깨고 두 다리로 걸어 나와 곧 먹이를 골라 먹기 시작합니다. 반면 인간은 태어날 때 가장 무력한 동물 중 하나이지요. 신체적·정신적 능력이 성숙하는 데 훨씬 긴 시간이 필요하므로, 해로운 습관으로 인한 위험에 더 노출되어 있습니다. 그렇기에 해로운 습관은 부모가 가장 먼저 경계해야 할 대상입니다.

아메리카의 원주민은 치아와 폐의 발달을 방해하는 것을 허용하지 않으며, 따라서 문명인이 경험하는 많은 고통과 아픔으로부터 자유롭습니다. 문명인은 지성을 지나치게 중시하지만 자기 자신에 대한 공부는 소홀히 하는 경우가 많습니다.

인간의 아기는 동물의 새끼와 마찬가지로 태어날 때부터 자고 있든 깨어 있든 자연의 공기를 들이켤 수 있습니다. 하지만 그 호흡은 자연이 의도한 대로, 입을 통한 것이 아닌 코를 통해 이루어져야 합니다.

원주민 어머니는 자는 동안 자신의 뜨거운 숨결 속에서 아기를 안는 대신 아기를 조금 떨어진 곳에 두고 신선한 공기를 마시게 합니다. 그 차가움은 일반적으로 아기의 입을 다물게 하며, 그렇지 않을 경우 앞서 언급했듯 어머니는 아기의 입술을 눌러 줍니다. 이는 아기가 평생 지속할 습관을 확립할 때까지 계속됩니다. 이와 대조적으로, 문명사회의 어머니는 종종 사랑스러운 아기에게 따뜻함과 온기가 필수적이라는 잘못된 믿음 때문에 아기를 너무 자주 자신의 품 안에 두지요.

아메리카의 다양한 원주민 부족 사이에서 모든 아기는 곧은 판을 엮어 만든 요람에서 키워집니다. 또한

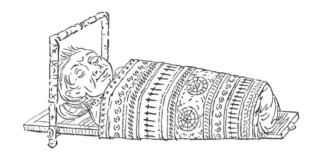

머리 아래에는 둥글고 오목한 쿠션을 두어 수면 시 머리가 약간 앞으로 숙여지게 하여 입이 벌어지는 것을 방지하죠. 이를 통해 어릴 때부터 코로 숨 쉬는 습관을 확립합니다.

이 습관은 성인까지 이어집니다. 그들은 바닥에 등을 대고 몸을 덮개로 감싸며, 머리를 약간 앞으로 기울게 하는 무언가로 머리를 지지하고 잠을 잡니다. 앉아서 얼굴을 아래로 하고 엎드려 잘 때엔 팔을 겹쳐 놓고 그 위에 이마를 기댑니다. 누워 자든 앉아 자든 모두 입이 닫히는 경향이 있지요. 그래서 그들은 악몽이나 코골이 없이 평온하게 잠을 잡니다.

많은 사람들이 등을 기대고 고개를 숙이고서 자면 건강에 좋지 않다고 생각합니다. 하지만 유아기부터 노년까지 침대에 등을 대고 잠을 자는 원주민 종족의 일반

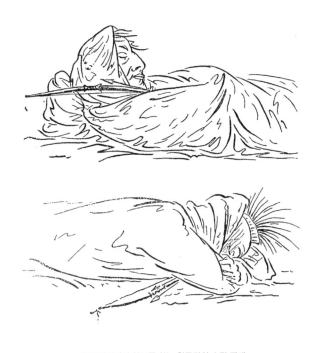

입이 벌어지지 않도록 하는 원주민의 수면 자세

적인 관습은, 그 시작이 빠르면 빠를수록 우리가 적용할 수 있는 가장 건강한 수면 자세임을 분명히 증명합니다.

수면 중에는 뒤통수가 척추와 수평을 이루기보다는 어깨를 들어 올리거나 등을 구부리지 않고 머리를 살짝만 들어 올릴 수 있도록 작은 베개로 지지해야 하며, 등은 항상 곧게 유지하면 좋습니다.

새들이 세대를 거듭해도 자신의 둥지를 비슷하게 짓듯 원주민도 수세기 동안 베개를 별다르게 개선하지 않았습니다. 머리를 필요한 위치로 올릴 수만 있다면 그것이 나무토막이든 돌이든 크게 신경 쓰지 않는 것이지요.

문명사회에서는 모든 것이 발전하죠. 특히 사치품이 그러합니다. 그러다 보니 베개는 옆으로 넓어져 종종 머리뿐만 아니라 어깨를 지지하는 역할까지 하게 되었습니다. 이는 원래 베개가 의도했던 목적을 무효화하며, 베개가 수행해야 하는 유일한 목적을 저버리는 것입니다.

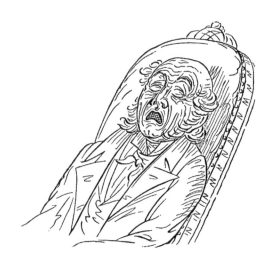

모든 동물은 수면 중에 머리를 낮춥니다. 인간도 마찬가지입니다. 머리 아래에 작은 지지대를 두고 머리를 약간 앞으로 기울이면 자연스럽죠.

이 나이 많고 훌륭한 신사는 오랜 습관으로(그러므로 필수적으로) 저녁 식사 후 자신이 믿는 가장 여유 있고 편안하기 그지없는 자세로 단잠을 즐깁니다. 하지만 이 자세는 편안한 즐거움이나 주변 사람들에게 보여 줄 수 있는 유쾌한 모습과는 거리가 멉니다. 그가 머리 뒤에 작은 쿠션을 두어 머리를 약간 앞으로 기울였다면 더 나았을 겁니다. 수면 중 차가운 공기를 마시지 않는다면 저녁 식사 후 위에 음식물이 도착할 때 위액은 소화 및 신경계에 미치는 충격이 훨씬 적은 상태에서 작업을 시작할 수 있습니다.

이 다정하고 애정 넘치는 어머니는 아이들과 함께 단잠을 즐기고 있습니다. 하지만 어머니가 어깨 아래가 아니라 머리 아래에 베개를 두었다면, 이 시간은 더욱 편안하고 깊은 휴식 시간이 되었겠지요. 또한 아이들을 요람에 눕히고 그들의 머리 아래에 베개를 두어 그 자세 그대로 자게 했다면 아이들은 더 편안하지 않았을까요. 이런 모습으로요.

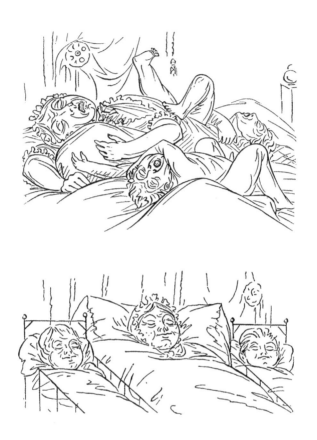

　원주민과 문명인이 보이는 모습의 차이는 모든 이
들에게 충격을 줄 것입니다. 여기에서 모든 보호자는 자
신의 아기가 놓일 양육 환경을 개선하는 데 필요한 교훈
을 얻을 수 있습니다.

{ 9 }

만성피로와 잔병치레의 원인

인생의 출발점에서 멀어진 만큼 성인들은 자신을 괴롭히고 고통스럽게 만드는 진짜 원인을 좀처럼 찾으려 하지 않습니다. 하지만 그 원인이 아무리 먼 곳에 있을지라도 우리는 과거를 더듬어 기원을 찾아야 합니다.

문명인은 이가 형성되던 어린 시절 치아를 가로지르는 차가운 공기 때문에 치아에 통증을 느끼고 치열 또한 어그러진다는 사실을 거의 생각지 않습니다. 또한 이와 같은 습관에 의해 결핵이 발생하며 그 습관은 애정 어리지만 주의가 부족한 어머니의 품에서 잠을 잘 때 생긴 것이라는 사실도 간과합니다.

앞서 언급한 내용은 오랜 기간 동안 이루어진 신중

한 관찰을 통해 도출해 두루 적용 가능한 의견입니다. 나아가 지금까지 언급한 습관의 위험을 입증하고, 그 위험한 습관을 중년이나 인생의 후반부에서도 교정할 수 있는 우리의 능력을 보여 줄 수도 있을 것입니다. 멀리 갈 것 없이 제 경험담에서 찾을 수 있습니다.

저는 3년간 무미건조하고 지루한 법학 공부에 몰두한 뒤 3년간 법률계에서 일했고, 그 이후엔 더욱 피곤한 미니어처 제작과 초상화 그리기에 8년의 세월을 바쳤습니다. 그러다 34세의 나이에 저만의 목표를 위해 캔버스와 붓만 챙겨 광활한 황야로 들어가 원주민의 삶을 연구하는 데 제 삶의 대부분을 바쳤고요.

당시 저는 매우 쇠약했는데 저는 이것이 앉아서 일하는 정적인 직업 때문이라고 추측했습니다. 그러나 많은 친구들과 의사는 폐 질환 때문에 제가 쇠약하다고 믿었습니다. 하지만 이러한 우려도 제가 새로운 야망을 추구하며 불태운 열정과 자신감을 꺾지는 못했죠. 외진 곳에 이를 때까지 저는 순수한 만족감을 느끼며 연구를 이어갔습니다. 따스한 공기가 있는 침실이나 편안한 침대에서 자는 것이 불가능한 상황에서 저는 카누나 해먹 또는 강가에 놓인 들소 가죽 위에서 잠을 잤습니다. 이슬이 맺히고 안개가 끼는 차가운 공기를 마시며 자야만 했던 것입니다. 새로운 꿈을 이루고자 하는 확고한 결심이 있긴 했지만 일상적으로 저는 고통받았고 몸과 마음은 나날이 쇠약해졌습니다. 열정과 쇠약해지는 몸 사이에서 굉장한 투쟁을 시작해야 했지요. 종국엔 질 것만 같은 싸움이었습니다.

많은 사람들이 그렇듯 저 또한 어린 시절 애정 어린 어머니의 지나친 친절 아래 애지중지 보호받으며 자랐습니다. 어머니는 제가 수면 시간 동안 입을 다물게 할 만큼 단호하거나 사려 깊지 못했고, 제가 잠을 자고 있는 동안은 만사가 괜찮다고 생각해서 제가 입을 크게 벌리고 자는 그 끔찍한 습관을 가지고 성장하게 놔두었습니다. 이 습관은 별 생각 없이 성인기까지 이어졌고, 깊은 잠에 들지 못해 악몽을 꾸거나 코를 골기 일쑤였지요. 그리고 마침내 몸과 마음이 쇠약해지는 결과를 낳았습니다.

그날도 저는 미주리강 강가에서 매일 밤 입을 통해 숨을 쉬며 폐에 치명적으로 차가운 공기와 그 안의 모든 유해한 말라리아를 흡입하고 있었습니다. 이러한 고통스러운 상태에서 잠을 자니 자다가 중간에 여러 번 깨기도 하고, 다음 날 폐의 통증과 염증으로 고통받으며 급기야 출혈까지 경험했지요. 그제야 저는 이 습관의 위험성을 확신하게 되었고 이를 극복하기로 결심했습니다. 낮 동안에는 입술을 꼭 붙이고 있고 필요할 때만 입을 열기로 마음먹었죠. 잠들기 직전 의식이 깨어 있는 마지막 순간에도 이 결심을 죽고 사는 문제처럼 여기고 더욱 굳게 다짐했습니다. 그리고 단호한 결심과 인내로 저의 오래된 해로운 습관을 이겨 냈습니다.

습관이 점차 교정되는 것을 실감하며 저는 분명한 안도감을 느꼈습니다. 여러 날 노력을 거듭해 마침내 저는 무력한 상태에서 매일 밤 공격하여 빠르게 저를 죽음으로 몰아가고 있던 은밀한 적을 완전히 정복하는 데 성공했습니다.

인내하며 습관을 교정한 덕에 위험을 피했다는 것을 확신하고, 매일의 피로를 이겨 낼 힘을 얻었습니다. 수면 시간 동안 자연스러운 호흡을 즐기겠다고 더더욱 굳게 결심하게 되었죠. 그 이후로 저는 어디서 자든 이를 문제 없이 실천했으며 현재까지도 계속 입을 닫고 잠을 잡니다. 이전보다 더 튼튼해졌고 통증과 고통도 덜하며 현재 모든 면에서 전보다 더 나은 건강을 누리고 있습니다.

제가 제 경험을 풀어놓는 이유는 의식하지 못하는 순간 자신의 폐를 공격하는 이 은밀한 적의 공격으로 인해 하루하루 고통 받는 수많은 사람들을 위해서입니다. 그들은 자신이 받는 고통의 원인을 모르고, 그 고통을 치료할 수 있는 의사도 찾지 못하고 있으니까요.

어린 시절부터 이어진 습관의 고통스럽고 심각한 영향으로부터 완벽히 해방된 후에 저는 이전에 자주 관찰했던 원주민 여성들이 잠자는 아기의 입술을 붙여 주는 행동에서 강한 충격을 받았습니다. 처음에는 영문을 몰랐지만 이제는 그 이유를 완전히 이해할 수 있게 된 것입니다. 그들에게 이런 단호한 교육법의 목적을 묻자 원주민 여성과 의사 들은 '좋은 외모를 보장하고 수명을 연장하기 위함'이라고 답변했습니다. 그때 저는 많은 것을 깨달았습니다. 원주민 사회를 살펴보고 그들의 위생 상태를 문명인의 사망률과 비교할 때 그들이 제시한 대답은 정당했으며 저는 그들이 어떤 면에서 우리보다 우월하다는 점을 확신하게 되었지요. 이는 그들이 우리보다 앞서 있기 때문이 아니라 오히려 우리보다 뒤처져 있기 때문에, 즉 자연의 현명한 질서에서 멀리 벗어나지 않아 자연이 주는 혜택을 잃지 않았기 때문인 것입니다.

두 사회에서 관찰한 모습과 앞서 설명한 제 경험으로 미루어 보아 저는 인간 생명에 치명적인 많은 질병과 신체적·정신적 기형, 치아의 손상이 수면 중에 일어나는 잘못된 호흡으로 인해 발생한다는 것을 믿을 수밖에 없고, 단언할 수밖에 없다고 느낍니다.

또한 이 해로운 습관이 비록 어린 시절부터 완전히 자리 잡았다 할지라도 이 습관의 악영향을 이해하고 확신한다면 꾸준하고 결연한 인내를 통해 교정할 수 있습니다. 물론 자주 발생하는 오류를 바로잡거나 예방할 수 있는 적절한 때는 바로 생애 초기입니다. 어릴 때의 습관은 평생 지속되고 교정하기 어렵게 때문이지요. 친절한 보호자가 인간이 느낄 수 있는 가장 애정 어린 감정으로 그들을 지켜보는 바로 그때, 자신의 과한 관대함으로 아이들을 무심코 위험한 습관에 빠지게 하고 있는 것은 아닌지 점검해야 합니다. 그리고 이 나쁜 습관을 방지하거나 교정하기 위해 필요한 건 의사의 진찰이나 처방, 약이 아니라 이 사실을 알고 있는 보호자라는 사실도 깨우쳐야 합니다.

질병과 싸우는 의사는 명성을 얻고, 적을 전장 밖으로 내몰 수 있는 훌륭한 외교관은 월계관을 씁니다. 자는 아이 곁에 앉아 자연의 가장 현명하고 중요한 법칙에서 벗어나지 않도록 아이를 지키고 보호하는 이에게도 의사나 외교관에 뒤지지 않는 명예와 칭호가 주어져야 하는 것 아닐까요?

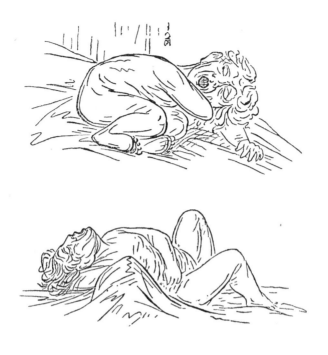

　이러한 종류의 해악이 대부분 생애 초기에 기원을
두고 있다면, 그것을 바로잡는 것은 보호자의 역할입니
다. 입 호흡이 미치는 악영향의 본질을 충분히 인지하
고 아이들의 입 호흡을 방지할 수 있는 습관을 들이게끔
돕는 것만큼 다음 세대의 이익을 보장하는 일은 없을 겁
니다.

〔10〕
폐에도 '커튼'이 필요하다

보호자들께

우선 보호자들께 말하고 싶은 것이 있다면 아직 태어나지 않은 아이들과 여러분 자신을 위해서라도 잠자리에 들 때 침대가 아니라 폐에 커튼을 치라는 겁니다. 다시 말해, 입을 다물고서 수면을 취함으로써 자연이 여러분을 위해 준비한 휴식의 혜택을 빠짐 없이 누리도록 하세요. 이는 평화롭고 활력을 주며 다가오는 출산과 양육이라는 사건을 성공적으로 맞이할 수 있게 도울 것입니다. 사랑하는 아기를 품에 안을 때 조심스레 보살피는 것은 좋지만 아기가 신선한 공기를 마시도록 준비되고 설계되었음을 잊지 마세요. 과열된 방과 깃털 침대에서 여러분이 아기를 안고 잠을 잔다면 그들은 평소 생활할 때보다 두세 배는 뜨거운 공기를 들이마시며 잠을 자는 셈이고 무심코 행하는 이런 습관 때문에 여러분의 마음을 아프게 할 것입니다. 휴식을 취할 때 가장 중요한 생명의 원리는 호흡이며 자연은 호흡을 위한 적절한 재료와 사용 방법을 이미 준비했습니다. 아기의 생애 초기 단계를 함께하는 보호자는 아기가 자연에 반하는 습관을 기르게 놔두거나 또는 교정할 수 있는 가장 쉬운 위치에 있는 사람입니다. 그는 존재의 달콤한 즐거움을 누리고, 세상 사람들의 큰 존경을 받으면서 '수호천사'처럼 아기의 운명을 바꿀 수 있지요.

청소년에게

분별력 있는 나이에 이른 청소년이 이 책을 읽고 있다면 매우 중요한 이야기니 잘 새겨 듣길 바랍니다. 왜냐하면 여러분 앞에는 즐겁거나 고통스러울 수 있는 긴 삶이 남아 있고 이제 여러분은 보호자의 직접적인 보살핌에서 벗어나 여러분 스스로 행동하며 자기 자신을 보살피고 조절해야 하기 때문입니다. 목사가 설교에서 본문을 반복하거나 부모가 아들에게 중요한 조언을 반복하듯이 이 조언을 여러분이 과소평가하지 않도록 저는 제가 말한 몇 가지를 거듭 반복하면서 이 메시지가 얼마나 중요한지 몇 가지 증거를 대 보겠습니다.

저는 여러분이 문명사회의 무서운 사망률을 기억하고, 문명인이 삶에서 겪는 감염의 위험성을 알아차리길 바랍니다. 자연이 설계한 나이까지 건강하게 살아가는 사람이 얼마나 드문지, 여러분의 나이가 되기도 전에 사망하는 유아가 얼마나 많은지 따라서 여러분이 이미 통과한 위험들이 무엇인지를 깨닫기 바랍니다. 이 모든 것들을 원주민과 비교해 보면 쉽게 알 수 있습니다. 그들은 본래 우리보다 강하지 않지만 노년까지 건강하게 살며 상대적으로 신체적 고통을 덜 겪고 치과 의사나 칫솔 없이도 규칙적이고 건강한 치아를 유지합니다.

앞서 제시한 사망률 통계를 보면서 태어나 함께 놀던 친구 두세 명 중 한 명만이 소년기까지 살아남을 수 있었음을 깨달았나요? 또한 여러분이 노년기까지 건강하게 살아남을 확률이 네 명 중 한 명 정도라는 것을 알게 되었나요? 이러한 비참한 추정치는 사실에 기반했고, 이는 앞날에 대한 두려운 결론을 도출할 수 있을 정도인데 아직도 이 주제의 심각성을 깨닫지 못해선 안 됩니다. 문명인이 겪는 재앙과 원주민이 겪는 재앙을 비교해 보세요. 이 모든 것의 이면에 비자연적인 원인이 존재하며 이 문제는 우리가 적절한 노력을 기울인다면 큰 어려움 없이 바로잡을 수 있다는 사실을 믿지 않을 수 있겠어요?

인간의 생명은 매 순간 그가 마시는 공기에 달려 있습니다. 하지만 코의 정화 과정을 거치기 전까지 공기는 폐가 건강하게 사용할 수 있을 정도로 충분히 깨끗하지 않습니다. 공기는 창조주의 손으로 창조된 기본 원소이며 창조주는 완벽한 것만을 창조한다고 생각합니다. 그분의 무한한 지혜와 선함 속에서 동물과 인간 모두에게 영향을 미칠 우발적인 불순물은 예견되었고, 대비되었습니다. 이는 생명의 숨결이 처음 인간에게 전해진 코라는 신비로운 기관을 통해 이루어집니다.

아마 여러분은 다양한 직업인이 될 준비를 하고 있을 겁니다. 여러분은 일의 성격, 일하는 지역과 대기권에 따라 공기 중의 유독 입자들이 주는 위협에 노출될 테고요. 기계를 다루는 일이 가장 취약하며, 농부나 신사는 이러한 위험으로부터 비교적 자유롭습니다. 야외에서 일하거나 먼지가 그리 많지 않은 환경에서 일하기 때문이죠. 그러므로 목수는 작업장의 먼지 속에서 입을 다물고 일해야 하며, 작업대 위에서 입을 열지 않도록 주의해야 합니다. 쇠를 연마하는 일을 하는 사람이라면 이리저리 오가며 공기 중에 부유하는 강철 입자들과 바퀴의 움직임으로 바닥에서 일어나는 먼지를 들이마시기 쉬우니까요.

석공의 경우도 마찬가지로 동일한 주의가 필요합니다. 이러한 직업군의 노동자들 사이에서 보고된 이례적으로 높은 사망률을 보면 폐와 호흡 기관에 쌓인 강철과 규소 입자는 그들의 일이 건강에 미치는 유독한 영향을 증명합니다. 조기 사망을 야기한 이 입자는 입을 통해 흡입되었을 것입니다.

의사들은 지속적으로 논문이나 보고서를 통해 폐로 흡입된 이러한 유독 물질의 치명적인 결과를 알리고 있습니다. 하지만 왜 그들은 입으로 숨을 쉬며 생명을 위험에 빠뜨리고 있는 전 세계의 기계공과 노동자에게 코로 숨을 들이마시는 것은 안전하고 입으로 숨을 마시는 것은 큰 위험을 초래한다는 사실을 알리지 않을까요? 의사가 여러분에게 이러한 조언을 주는 것을 잊었다면, 여러분이 자신의 판단력으로 이 제안을 검토해 보세요. 도움이 될 겁니다.

{ 11 }
입을 다무는 수면 습관 들이기

원주민은 야외에서 활동하고 잠을 잔다는 이점을 가지고 있습니다. 반면 문명인은 편안한 집과 침대, 침실은 물론이고 치과 의사를 포함해 다양한 분야의 숙련된 전문가들의 돌봄이라는 이점을 가지고 있습니다. 그럼에도 불구하고 우리는 알려지지 않은 질병들이 가져오는 불행에 충격을 받습니다. 제가 생각하기에 원주민이 고수하는 간단한 생활 습관의 이점과 중요성은 너무 소홀히 다뤄진 것 같습니다.

자다가 여러 번 깨고, 그럴 때마다 입이 활짝 벌어져 있고 입안이 차갑고 건조해서 마른 입을 다시 적시고 잠들기까지 오랜 시간이 걸린 적이 있지 않나요? 그때 이

고통이 입으로 차가운 공기를 바로 폐로 들이마시는 부주의한 습관의 결과라는 생각이 들었나요? 자연이 공기를 따뜻하게 데우고 휴식의 요구에 맞게 공기의 양을 측정하며 조절하는 목적으로 만든 코를 통해 공기를 마셔야 함을 깨닫지 못했나요?

가족이나 다른 친구들이 입을 벌리고 잠자는 모습을 관찰해 보길 권합니다. 그들의 얼굴에 나타나는 고통스러운 표정, 신경질적 동요, 심장의 비정상적인 박동, 살의 떨림, 목과 목구멍의 근육이 늘어나는 모습을 지켜보세요. 그러면 여러분은 자연스럽게 '이들이 수면을 즐기고 있지 않구나' 하고 느낄 수 있을 것입니다. 반면 입을 꼭 다물고 조용히 잠들어 있는 아이들은 자연스러운 휴식을 즐기는, 순수하고 즐거운 모습을 보여 줄 겁니다.

때로 여러분이 잠을 잘 때처럼 잠시 눈을 감고 아래턱을 떨어뜨려 보세요. 폐에 건조하고 찬 공기가 지나치게 흘러들어가는 것이 얼마나 고통스러운지 쉽게 알 수 있을 것입니다. 심지어 여러분이 의식적으로 코로 숨 쉬려고 노력할 수 있는 낮 시간에도 입으로 숨을 쉬는 것은 너무나 큰 건강상의 손해입니다. 그러니 여러분은 모든 근육과 신경이 이완되어 휴식에 돌입해야 하는 한밤

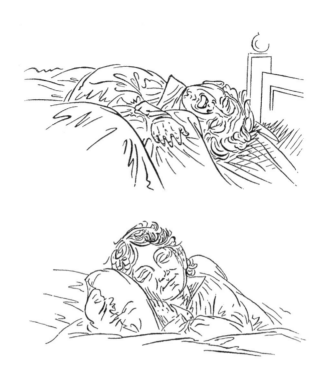

중에, 더군다나 공기가 더 차가워지는 이 시간에 입으로 호흡하면 여러분에게 어떠한 해를 끼칠 수 있는지 즉시 알아차릴 것입니다.

　앞서 설명했듯 원주민은 여러 질환으로부터 비교적 자유롭습니다. 저는 이 이유가 그들이 항상 입을 다물고 자는 습관에서 비롯한다고 굳게 믿습니다. 이 조언이 필요 없는 어린 독자도 있겠지요. 그런 독자라면 입을 벌리고 자면서 기쁨과 휴식이 아닌 다른 느낌을 경험하는 여러분의 친구를 보면 연민을 느낄 것입니다. 잠을 자는 시간 동안 친구의 치아가 불균형하고 비정상적인 방향으로 변형되는 경우가 많을 테고 그러면 나중엔 깨어 있는 동안에도 입을 다물지 못할 겁니다. 그들은 남은 생애 동안 얼굴이 일그러진 채 살지도 모르지요.

젊은 독자 여러분! 여러분은 자신의 노력으로 이러한 해악을 예방하고 여러분의 삶과 좋은 외모를 지켜야 합니다. 의사나 치과의사들은 항상 병과 싸울 준비가 되어 있지만 그들은 병이 시작된 후에만 우리에게 도움의 손길을 뻗습니다. 여러분 대부분은 그들의 도움 없이도 입을 닫고 코로 숨 쉬는 훈련을 할 수 있습니다.

저는 여러분이 인생의 무대에 이제 막 들어서는 순간을 상상합니다. 사람들은 여러분을 바라보고 여러분은 사회에서 사람들과 연결고리를 형성하게 될 테죠. 우리는 평생 다른 사람들과의 관계 속에 살아가지요. 다른 사람들과의 관계는 우리에게 이익을 줄 때도 있고 해를 끼칠 때도 있습니다. 여러분은 '사람의 인생은 자신의 손에 달려 있다'는 속담이 적용되는 바로 그 시기에 진입하기 직전입니다. 이 말이 늘 통하는 것은 아닙니다만 좋은 용모를 가꾸고 일상의 즐거움을 누릴 수 있는 습관을 제어하는 것은 자신이 성취할 수 있는 범위 안에 있습니다. 이 모든 유익함은 노력해 얻을 만한 가치가 있으며 여러분이 단호하고 엄격히 훈련한다면 충분히 달성 가능합니다. 그리고 '중년에 이르면 사람은 자기 자신의 최고의 의사가 된다'는 또 다른 진실된 속담을 자신의 삶에서 완벽하게 증명해 낼 것입니다.

어린 시절 저는 아주 매력적인 소녀에게 반한 적이 있습니다. 그 이유는 그녀의 예쁜 입이 늘 닫혀 있었기 때문입니다. 제 기억에 그 소녀는 말수가 적었고 꼭 필요한 말만 하는 아이였어요. 그 말들이 체리와 같이 예쁜 입술의 중앙에서 나오는 것처럼 보였고 입술의 모서리는 꿀을 발라놓은 듯 붙어 있었습니다. 어떤 감정도 그녀의 입술에 달콤한 미소 이상을 가져오지 못했죠. 그 입술은 가끔만 훔쳐보게 허락된, 안에 감춰진 하얗고 예쁜 보물을 지키는 요새처럼 느껴졌습니다.

이런 입을 보노라면 자연스럽고 무해한 표정으로 편안히 휴식하는 모습을 쉽게 상상할 수 있습니다. 소년 시절의 저는 이러한 인상의 소녀에게 반했었고, 그녀에 대한 마음을 접기가 매우 어렵고 괴로웠던 기억이 납니다.

자, 이제 세상을 선택할 그리고 세상으로부터 선택

받을 젊은이에게 하고 싶은 얘기가 있습니다. 남녀 모두에게 삶 자체의 중요성과 미래의 번영 다음으로 중요한 것이 있다면, 인체 부위 중 가장 표현력 있고 매력적인 얼굴의 특징을 훼손하거나 손상시키지 않고 아름답게 보호하는 습관입니다.

좋은 외모와 매력은 바람직하겠지요. 이는 사람들이 생각하는 것보다 쉽게 이룰 수 있습니다. 세상 사람들은 사람들 얼굴에서 보이는 다양한 특징과 표정을 일종의 타고난, 자연의 손길이라 여기겠지만요.

{ 12 }
입의 다양한 역할 중 숨 쉬기는 없다

인간의 입은 항상 무언가를 표현하고 있으며 다양하고
매력적인 역할을 수행합니다. 하지만 격한 감정이나 취
향에 사로잡히거나 앞서 반복해서 설명한 입으로 숨을
쉬는 자연스럽지 못하고 혐오스러운 습관으로 인해 있
는 그대로의 아름다움을 잃어버리기 쉽습니다.

　밤에 입을 벌리고 자면 낮에도 입을 벌리게 됩니다.
아기 때부터 이 습관이 자리 잡으면 구강 구조가 돌출되
어 입을 다물 수 없게 되고, 자연스러운 표정을 짓기 어
려워집니다. 목소리 또한 영향을 받아 바뀌고, 코에 폴
립이 자리 잡으며, 치아가 상하고, 입 냄새가 나며, 폐가
손상됩니다. 게다가 구강 구조가 변형되면 얼굴의 전체

적인 특징이 변합니다. 아래턱은 탈구되어 뒤로 물러나고, 볼은 움푹 들어가며, 광대뼈와 위턱은 앞으로 나오고, 이마와 위 눈꺼풀은 비정상적으로 들려 한눈에 보기에도 어색하고 부자연스러운 표정을 짓게 됩니다.

이러한 변화는 누구든 거울 앞에서 자신의 얼굴을 관찰해 보면 충분히 알 수 있습니다. 그리고 사람들의 얼굴에서 이러한 변화가 종종 고정되고 영구적으로 유지되며 이것은 습관이 낳는 불행한 결과라는 점에 대부분의 사람들이 동의하리라 믿습니다.

세상 사람들은 표정을 보고 그 사람의 성향과 성격을 판단합니다. 따라서 사람들이 깨어 있는 동안에는 부끄러워할 표정을 지으며 잠을 자는 것은 얼마나 재앙적인 일이 될 수 있을까요. 일그러진 상태로 굳어 버린 표정에서 우리는 어떤 결과를 기대할 수 있을까요? 이러한 질문들은 습관을 고치기 비교적 쉬운, 어리고 젊은 독자를 위한 것입니다. 그들에게 한마디 조언으로 도움을 주고 싶습니다. 잠자는 동안 바보 같은 모습을 한 사람은 깨어 있는 동안에도 천사처럼 아름답기는 어렵다고요.

인간의 자연스러운 입은 동물들의 입과 마찬가지로 체계적인 구조를 보입니다. 하지만 다양한 습관으

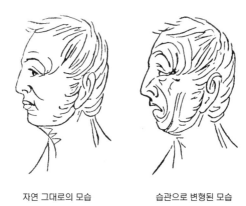

자연 그대로의 모습   습관으로 변형된 모습

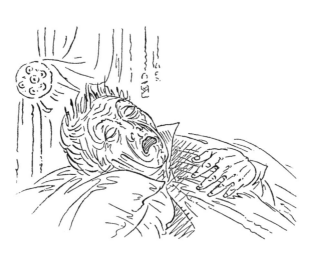

로 인해 매우 다양한 변형이 일어나게 됩니다. 이와 같이 자연적인 형태 변형은 대부분 이빨의 기형이나 아래 턱의 벌어짐에 의해 발생합니다. 아래턱이 본래의 위치

에 있을 때에만 자연스러운 입이 형성됩니다. 습관이나 사고에 의해 변하지 않은 입은 늘 모양이 좋고 매력적입니다.

오래전에 알고 지내던 한 젊은 여성이 있었습니다. 사랑스럽고 똑똑하며 모든 면에서 매력적이었지만 그녀의 치열은 불규칙했고 치아도 모양이 좋지 않았습니다. 특히 윗니 중 앞니가 아랫니보다 반 인치 정도 돌출되어 있어 입술로 가릴 수 없었지요. 그녀는 늘 입술을 닫으려 애를 썼습니다. 그 결과 전체적인 인상이 측은해졌지요. 꽤 고독한 삶을 살았다고 전해 들었습니다. 30년이 지나 몇 년 전 그녀를 다시 만났습니다. 나이가 들었지만 여전히 아름다웠습니다. 그녀의 이는 모두 사라져 있었습니다. 하지만 타고난 평온한 성격 덕분에 그녀의 입술은 자연스러운 어린 시절의 표정으로 돌아가 있었습니다. 마치 그녀가 겪었던 부자연스럽고 곤욕스러웠던 시간을 보상이라도 받듯이요.

인간의 입은 수행해야 할 역할이 매우 다양하므로 나쁜 습관이 들기 쉽고, 그에 따라 표정 변화나 왜곡을 겪기 쉽습니다. 그 특징이나 형태를 봤을 때 귀와 코, 눈은 변화의 가능성이 적어 자연스러운 표정을 잃게끔 만드는 일이 드물지만 입은 다릅니다. 지금 문명사회를 살아가는 성인의 입에 타고난 '자연스러움'은 거의 남아 있지 않습니다. 입은 다양한 기능과 용도를 가졌을 뿐 아니라 다채로운 표현까지도 가능하기 때문입니다. 그렇기에 인간의 신체 구조 중에서도 가장 큰 미스터리 중 하나라고 생각합니다.

아기의 입은 늘 순수하고 아름답지요. 종종 성인이 되어서도 그렇습니다. 입은 세상에서 가장 아름답고 풍부한 음악을 만들어 내기도 하고, 가장 무섭고 불쾌한 소리를 내기도 합니다. 대화를 하고, 욕하며, 칭찬하고, 꾸짖습니다. 비방하고, 아첨하며, 기도하고, 신성을 모독하며, 신을 찬양하고, 사랑과 애정의 부드러운 음성을 내기도 하고, 복수와 증오의 거친 음성을 내기도 합니다. 씹고, 구애하며, 키스하고, 침을 뱉으며, 체리, 소고기, 치킨 등 수천 가지 음식을 먹습니다. 커피, 진, 브랜디를 마시고 알약을 먹으며, 약초를 씹고, 이야기를 하기도 하고 비밀을 지킵니다. 치아는 예쁘기도 하고 못생기기도 하며 크기도 제각각이고 하얗거나 검고 노랗거나 아예 없기도 합니다.

낮에 우리는 먹고, 마시고, 노래하고, 미소 짓거나 활짝 웃고, 삐지고, 말하고, 흡연하고, 꾸짖고, 휘파람을 불고, 씹거나 침을 뱉죠. 이 모든 것은 우리가 입을 벌려

야만 가능합니다. 하지만 앞서 설명했듯 낮에는 어쩔 수 없더라도 밤에까지 입을 벌리게 된다면 본래의 구조에서 어긋나 최악의 기형으로 변하고 맙니다.

어리석고 비합리적이라 여겨지는 동물마저도 살면서 자신의 치아를 완벽하게 보호하고 유지하는 법을 알고 있습니다. 문명화되지 않은 원주민 또한 충분히 치아를 잘 관리할 수 있는 판단력과 지혜를 갖고 있지요. 그러나 지식이 많지만 그만큼 자만심 또한 강한 문명인은 충분히 발달한 기술을 가졌음에도 때 이른 충치와 손상으로부터 치아를 구할 단순한 지혜를 깨우치지 못했습니다. 문명인은 인공적인 편안함과 즐거움을 누리면서 자연의 단순함과 본능으로부터 부주의하게 벗어나 자신의 치아와 호감을 살 만한 외모, 나아가 자신의 건강까지도 파괴하고 있는 것이죠.

이 책을 읽는 독자들이라면 제 조언을 읽고 이해해 스스로 의지를 다지고 결심을 유지할 수 있을 겁니다. 습관이 이미 몸에 배었더라도 극복할 수도 있을 테고요.

제 경우에도 나이가 어느 정도 들고 나서야 이 습관을 알아챘기 때문에 고치기 더 어려웠습니다. 깨어 있는 모든 순간에는 반드시 입을 열어야 할 때를 제외하고는 입을 다물고 있었습니다. 어떤 일이 벌어지든 어떤 감정이 올라오든(통증이나 즐거움, 두려움, 놀람, 감탄 그 어떤 감정이든) 입을 다물려고 노력했지요. 의식적으로 또 지속적으로 노력하다 보니 습관을 들이게 되었고 일상생활의 흥분과 동요를 더 차분하고 담담하게 맞이할 수 있었습니다. 또 입을 다물고 자겠다는 단단한 결심을 하니 잠을 잘 때도 입을 벌리고 자는 위험한 습관을 점차 고칠 수 있게 되었습니다.

변화무쌍하고 우여곡절이 가득한 긴 인생을 헤쳐나가며 살아 온 사람들은 자신의 불안과 긴장감이 입에서 다 드러난다는 사실을 알아챘을 것입니다. 용기가 부족한 사람들은 적이 세다거나 자신이 약하다는 생각 때문이 아니라, 긴장감에 입이 열려 무장 해제되어 버렸기 때문에 두려움이 더욱 밀려온다고 생각합니다. 그 떨림은 손끝 발끝까지 전달되어 자신을 약화시킵니다. 이렇게 엄습하는 불안은 공개 토론, 포럼이나 강단에서까지 분명히 패배를 초래하고 말 겁니다. 자신감이 부족하면 벌통 앞에서 공포의 냄새를 풍기고, 결국 벌에게 쏘이고야 말겠지요.

{ 13 }
입을 다물면 많은 것이 바뀐다

방랑 생활 중 겪은 흥미진진한 경험이 하나 있습니다. 미주리강 상류에 있는 수 부족 마을에 머물 때 저는 제 의견을 강력하게 뒷받침할 만한 사례를 목격했거든요.

모피 회사에 다니는 한 백인 남자와 수 부족의 용감한 남자 사이에 심각한 다툼이 발생했습니다. 수 부족의 남자는 결투를 제안했고 백인 남자는 이를 받아들였습니다. 두 사람은 초원에서 만나 칼싸움으로 갈등을 해결하기로 했습니다. 양측 모두 현장에 도착해 싸울 준비를 마쳤고 금방이라도 맞붙을 기세였죠. 하지만 끔찍한 전투가 시작되기 몇 분 전 친구와 저는 그들을 화해시키는 데 성공했고, 결국 악수하게 만들었습니다. 우리가 이들

중 한 명의 생명을 구한 겁니다. 결투가 무산되고 얼마 지나지 않아 원주민 남자와 단둘이 있을 때 물었습니다. 체격과 힘에서 훨씬 우월해 보이는 그 백인 남자에게 두려움을 느끼지 않았냐고요. 그는 이렇게 답했습니다.

"전혀요. 그가 얼마나 크고 강하든 저는 입을 다물지 못하는 사람에게서 전혀 두려움을 느끼지 않습니다."

이 대답은 저에게 큰 충격을 주었습니다. 그리고 왜인지 둘이 실제로 싸웠더라면 백인 남자가 죽었을 것이라는 예감이 들었죠.

순수하고 유약한, 별것 아닌 삶의 출발점에서 우리는 인간의 성공이나 불운을 예견할 수 있다는 사실을 쉽게 알 수 있습니다. 별다른 생각 없이 행복하게 잠든 아이를 지켜보는 다정한 어머니는 아이의 벌어진 작은 입에서 미래에 닥칠 슬픔에 대한 분명한 조짐을 이제는 읽어 내야 합니다.

앞서 인간이란 입을 벌리고 사는 동물이라고 말했었지요. 이는 본능이나 타고난 기질이 아닌 살면서 만들어진 습관입니다. 있는 그대로, 자연스럽게 사는 사람과 문명사회에서 사는 사람 사이에 존재하는 가장 두드러진 차이는 바로 이 습관의 유무지요. 건강 상태가 서로 다른 것은 이 습관으로 인한 결과입니다.

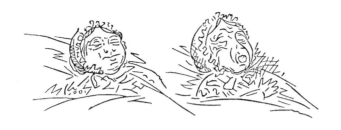

　원주민들은 종종 미소 짓긴 하나 입을 벌려 웃지는 않습니다. 다양한 감정을 맞이할 때에도, 그 감정이 얼마나 갑작스럽든 혹은 흥미롭든 입술을 다물고 그 감정에 대응합니다. 입을 열지 않아도 가정에서 이야기와 농담을 즐기는 유쾌한 사람이 될 수 있지요. 문명사회의 사람에게서 보이는 특징적 몸짓이나 과한 근육의 움직임 없이도 자신의 감정을 충분히 느끼고 표현할 수 있는 겁니다. 원주민은 지진의 떨림을 느낄 때나 천둥소리를 들을 때도 얼굴의 근육 하나 움직이지 않은 채 손으로 입을 가리고 그저 듣습니다. 기쁨이나 슬픔, 분노와 같은 여러 극단적인 감정 때문에 웃거나 울 때도 그들은 늘 같은 방식으로 입을 가리고요.

　반면 문명사회의 사람들은 놀라움, 경악, 괴로움, 즐거움 등 흥미롭고 즐겁거나 놀라운 감정을 맞이할 때면 늘 입을 벌리고 그 감정을 한껏 표현합니다. 웃으면 자

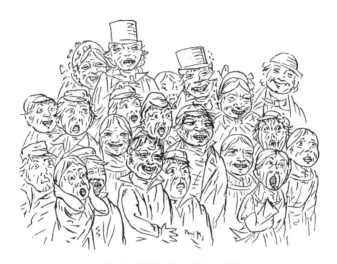

입을 벌려 감정을 한껏 표현하는 문명인

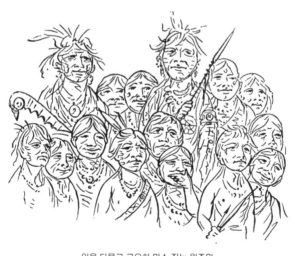

입을 다물고 고요히 미소 짓는 원주민

연스레 입으로 공기를 들이마시게 되는데, 이는 치아를 상하게 하고 통증을 유발합니다. 어떤 치과의사도 이 습관을 치료할 수는 없죠.

문명사회의 불행 중 하나는 입을 다물고 있기 너무 어렵다는 것입니다. 입을 열어 말할 만한 재미나고 흥미로운 것이 너무 많고, 입을 열어 맛보고 싶은 맛있는 음식도 너무 많지요. 따라서 입은 자연스러운 제 역할만을 수행하기에 충분한 여유를 갖지 못하고, 입안의 치아는 보호받지 못한 채 지나치게 자주 노출됩니다.

그럼에도 '좋은 조언은 언제고 유효하다'는 격언을 상기해 보도록 하지요. 읽고 쓸 때, 이야기를 들을 때, 아플 때, 걷고 뛸 때에는 입을 꼭 다물어야 합니다. 특히 화날 때는 반드시 입을 다물어야 합니다. 잠깐이라도 이 조언을 주의 깊게 새기고 따른다면 삶의 기쁨이 더욱 커지고, 건강한 삶으로 한 발자국 더 다가설 것입니다.

현재 인류는 유아에서 노인에 이르기까지 모두 병약해졌습니다. 이러한 악조건에서 인생을 최대한 건강하게 잘 살아가고 수명을 연장하며 좋은 외모를 유지하기를 원한다면 낮에 폐와 치아를 얼마나 학대하든 적어도 밤에는 자신의 폐와 치아를 보호하려고 노력해야 합니다.

〔 14 〕
입 다무세요!

좋지 않은 습관은 한번 몸에 배면 고치기 어렵다는 것을 우리 모두 잘 알고 있습니다. 하지만 습관 개선의 중요성을 진지하게 인지하고 굳게 결심한다면, 그리고 그 확고한 결심을 이어가겠다는 의지가 있다면 반드시 교정할 수 있습니다.

다음 날 아침 몇 시에 일어나야겠다는 생각을 마음에 충분히 또렷하게 새겨 두면 딱 그 시간이나 그즈음에 일어날 수 있죠. 마찬가지로 낮에 입을 다물고 코로 숨쉬기에 충분한 주의를 기울이고선 잠자리에 누워 입을 닫고 이 결심을 이어간다면 밤에 휴식을 취할 때에도 입을 다물어야 한다는 내면의 목소리가 강력하게 자리 잡으리라 생각합니다. 처음부터 밤새 계속 입을 다물고 있지는 못하더라도 다음 날이면 얼마간 입을 닫고 잔 효과를 충분히 실감할 수 있을 겁니다. 중대한 목표를 달성할 수 있는 첫걸음이 될 테고요.

젊은 독자 여러분에게 한 가지 더 제안하겠습니다. 이를 따르면 여러분은 자기 자신의 몸 상태를 가장 잘 아는 의사가 되어 스스로를 돌볼 수 있을 겁니다. 악몽이나 코골이를 포함하여 앞에서 설명한 여러 질병들로부터 스스로를 보호할 수 있을 테지요.

극장에 가서 사람들을 관찰해 보세요. 무대를 올려다봐야 하는 좌석에 앉은 사람들 대부분이 입을 크게 벌리고 있는 것을 쉽게 목격할 수 있을 겁니다.● 반면 무대를 내려다보는 좌석에 앉은 사람들은 입을 꼭 다물고 있을 것입니다. 잠을 잘 때도 마찬가지입니다. 베개에 머리를 뉘어 약간 앞으로 기울이고는 자신이 극장 객석에서 무대를 내려다보고 있다고 상상해 보세요. 그러면 인간에게 붙은 가장 진저리 나고 파괴적인 습관을 쫓아내는 요령을 터득하게 됩니다.

좀 더 성숙하고 경험이 많은, 나이 많은 분들에게도 똑같이 조언합니다. 물론 습관이 이미 몸에 밴 지 오래되어 고치기 더 어려울 수 있겠지요. 그럼에도 습관을

● 머리를 과도하게 뒤로 젖히면 상기도가 구부러지고 좁아지는데, 이는 코 호흡을 어렵게 만듭니다.

고치려는 노력을 기울일 만한 가치가 있습니다. 왜냐하면 누구에게 어떤 해도 끼치지 않고, 어떤 비용도 들지 않기 때문입니다.

기관지가 약해졌거나 기관지염, 천식, 소화불량 및 기타 소화기 및 호흡기 질환으로 고통 받는 수많은 사람들에게 이 조언은 무시하기엔 너무 가치 있는 대중요법이자 만병통치약과 같다 생각합니다. 이를 활용한다면 사람들이 지금 겪는 문제 대부분을 해결할 수 있을 것입니다.

침대에서 심각한 질병으로 고통받는 사람들을 보세요. 그들은 입을 크게 벌리고 수면을 취하며 공기를 과도하게 들이마셔 차가운 공기에 폐를 노출시킵니다. 이 때문에 상태는 매일 악화되지요. 의사가 이런 습관을 가지고 있는 환자를 치료하려 애를 쓰지만 헛수고일 뿐입니다.

저 또한 똑같이 고통받았기 때문에 이 사람들에게 강한 동정심을 느낍니다. 저는 그들에게 제가 설명한 방식대로 습관을 고칠 것을 자신 있게 권합니다. 그때 얼을 효과도 장담할 수 있습니다. 인내하며 꾸준히 습관을 고쳐 나가다 보면 곧 편안함에 이를 것입니다. 자연스러운 방식으로 수면을 취하는 첫날에 느낄 컨디션 차이만으로도 아마 제 조언에 신빙성이 있다는 사실을 확인할 수 있을 테지요.

어떤 의미에서 우리의 삶은 우리의 손에 달려 있다고 할 수 있습니다. 우리의 몸은 항상 질병과 죽음의 위협에 둘러싸여 있지요. 깨어 있을 때라면 우리는 적과 맞서 싸우거나 적을 막아 낼 수 있습니다. 우리는 그만큼 강하죠.

하지만 잠을 잘 때면 약해집니다. 집의 대문이 활짝 열려 있다면 반드시 도둑과 강도가 들어올 테지요. 그러므로 인간의 가장 파괴적인 습관 중 하나를 바로잡는 가장 중요한 역할을 맨 처음으로 영유아의 보호자가 해야한다는 것입니다. 문명사회의 노력과 성과는 인간의 건강과 생명을 파괴하는 괴물같은 습관을 물리치는 데 쓰여야 합니다. 기숙학교나 병원에는 수술을 할 수 있는 의사나 간호사가 있고 군대에서는 밤낮으로 순찰을 도는 군인이 있듯, 모든 의사는 환자에게 부자연스럽고 혐오스러우며 위험한 이 습관을 그만두라고 조언을 해야합니다.

그렇다면 어머니는 아이를, 교사는 학생을, 의사는 환자를, 장군은 군인을 보호할 수 있고, 종국에는 저마다 자기 자신을 스스로 보호할 수 있습니다. 몇 년 안에 사망률에 놀라운 차이를 보일 것이며 다음 세대는 다시금 건강하게 소생하는 세대가 되겠지요.

　지금까지 글을 읽으며 독자 여러분은 제가 극작가나 로맨스 소설 작가처럼 스토리라인을 따르는 대신 배열에 별로 신경 쓰지 않고 경험이나 사실을 기록하는 데만 집중한 것을 눈치 챘을 것입니다. 매우 중요하다고 생각하는 주제에 관해 오랜 세월 일상 속에서 관찰하여 힘들게 얻은 사실만을 쓰기 위해서죠. 이는 소명 의식에서 비롯되었습니다. 제가 이 책을 쓴 이유는 많은 사람들이 이 책을 읽고 내용을 이해한다면 스스로의 노력으로 자기 자신, 나아가 가족과 주변 사람들까지 질병이나 때 이른 사망에서 벗어날 수 있게끔 행동할 수 있으리라 믿기 때문입니다.

　이 책을 쓰며 저는 제 소명을 다했다는 데 더할 나위 없는 만족감을 느낍니다. 또한 부유한 사람이든 가난한 사람이든 간에 저의 제안을 따르기만 한다면 질병의 고통을 겪을 필요 없이, 약을 사 먹거나 병원에 가 치료를 받을 필요 없이 건강해질 수 있다는 사실에 마음의 평안을 얻기도 하고요. 황야에 사는 이든 호화로운 저택에 사는 이든 상관 없이 질병으로 고통받는 수많은 사람들이 제 책을 읽고 행동한다면 제게 고마워하리라 생각합니다.

북아메리카 원주민에게는 오래전부터 전해 내려오는 속담이 있습니다. '아들아, 현명해지고 싶다면 먼저 눈을 뜨고, 다음으로 귀를 열고, 마지막으로 입을 열어라. 그러면 네 말은 지혜의 말이 될 것이고 적에게 틈을 주지 않을 것이다'라는 속담이지요. 이는 문명사회를 살아가는 이들에게도 똑같이 적용해 효과를 발휘할 수 있습니다. 이 지혜를 엄격히 따르는 사람은 깨어 있는 동안 확실히 그 효과를 볼 것이며, 그 습관은 곧 휴식 시간까지 이어질 것입니다. 하루의 긴장과 불안을 떨쳐 내고 입술을 닫으며 차분히 잠자리에 들 것이고 다음 날 아침이 되어서야 입을 열 테지요. 그때까지 취한 휴식은 매시간, 매일 그 가치를 그에게 증명해 보일 것입니다.

후세에 인간의 언어로 전할 수 있는 가장 중요한 교훈을 전하라 한다면 저는 망설이지 않고 이 두 단어를 고를 것입니다.

입 다무세요.

얼핏 모욕적으로 받아들일 수 있겠습니다만 친근한 방식으로 전하는 유익한 제안이라고 생각해 주면 고

맙겠습니다. 하지만 사실 저는 이 말을 세상 모든 아이들의 침대 머리맡에 새기고 싶어요. 그렇게 해서라도 강조하고 싶습니다. 사람들이 오해하지 않고 제 메시지를 이해하고 따른다면 이 메시지가 주는 가치를 분명 실현할 수 있을 겁니다.

옮긴이의 말

이 글을 읽는 지금 이 순간, 잠시 주의를 기울여 내가 지금 입으로 숨을 쉬고 있는지 코로 숨을 쉬고 있는지 관찰해 보세요. 입으로 숨을 쉬든 코로 숨을 쉬든 무슨 상관이냐 싶기도 하겠습니다. 하지만 입으로 숨을 쉬면 여러 질병에 노출되고, 외모가 변형되며, 스트레스에 취약해져서 건강하고 즐거운 삶으로부터 멀어진다면 어떨까요? 그래도 어떻게 숨을 쉬든 별 상관이 없을까요?

저는 이 책의 옮긴이이자 부테이코 메소드Buteyko Method 지도자로서 현대 의학이 밝히는 코 호흡의 중요성에 대한 과학적 근거를 제시하여 저자가 전하는 메시지에 설명을 더해야 할 필요성을 느낍니다. 그래야

160여 년 전에 쓰인 이 책의 메시지를 오늘의 독자들에게 더 잘 전달할 수 있다고 생각하기 때문입니다.

저자 조지 캐틀린은 아메리카 원주민 사회를 탐험하며 그들의 삶 속에 녹아 있는 코 호흡의 이유와 중요성을 깨닫고 무려 160여 년 전에 사람들에게 메시지를 던졌습니다. 간단히 요약하면 다음과 같습니다. 코는 공기를 데워 주고, 습하게 만들며 공기의 흐름을 조절하고 공기 중의 먼지와 불순물을 걸러 줍니다. 그렇기 때문에 코 대신 입으로 숨을 쉬면 차갑고 건조한 데다 불순물을 거르지 못한 공기를 곧장 폐로 흡입하게 되므로 우리는 입을 닫고 코로 숨을 쉬어야 합니다.

이는 현대 의학에서도 중요하게 다루는 문제입니다. 현대 의학은 우리가 코로 숨을 쉬어야 하는 이유를 몇 가지 더 듭니다. 우선 코로 숨을 쉬면 몸의 기능과 구조적인 변형을 어느 정도 예방할 수 있다는 점입니다. 코를 통해 숨을 쉬어야 주요 호흡근인 횡격막이 제대로 기능합니다. 코가 아니라 입으로 숨을 쉬면 횡격막 대신 호흡을 보조하는 다른 근육들이 호흡에 관여해 목이 뻣뻣해지고● 장기적으로는 몸의 구조를 변형시킵니다. 거북목이 바로 대표적인 예지요.●● 우리는 이 사실을 간단한 실험으로 바로 확인할 수 있습니다. 한 손을 배

● 『Postural alterations and pulmonary function of mouth-breathing children』

위에 얹고, 다른 한 손은 가슴에 얹어 보세요. 그다음 코로 숨을 들이마시고 내쉬어 보세요. 횡격막의 움직임을 느낄 수 있나요? 반대로 입으로 숨을 들이마시고 내쉬어 보세요. 배보다 목과 가슴의 근육이 더 많이 움직이지 않나요? 입으로 숨을 쉬면 코로 숨을 쉴 때보다 횡격막이 덜 움직이며 대신 갈비뼈를 들어올리고 내리느라 흉쇄유돌근, 사각근, 승모근 등 목의 근육들이 호흡에 많이 관여하게 됩니다.●●● 이렇게 횡격막이 아닌 목과 가슴의 근육이 관여하는 얕은 호흡은 목과 몸을 뻣뻣하게 만듭니다. 코와 횡격막이 연결되어 있다고 생각하고 편안한 마음으로 고요히 호흡해 보세요. 그럼 목과 가슴의 근육을 사용해 입으로 호흡할 때보다 훨씬 온전함과 편안함을 느낄 수 있습니다.

입이 아닌 코로 숨을 쉴 때 얻는 또 다른 이점 중 하나는 코 뒤편의 부비강에서 분비되는 산화질소를 공기와 함께 흡입할 수 있다는 점입니다. 반대로 말하면 입으로 호흡을 하면 우리는 산화질소가 주는 이점을 누릴 수 없다는 뜻이기도 하지요. 산화질소는 혈관과 기관지를 확장시켜 혈액 순환을 돕고 폐에서 산소 교환이 더

●● 『Mouth Breathing Syndrome: cervical muscles recruitment during nasal inspiration before and after respiratory and postural exercises on Swiss Ball』
●●● 『Implications of mouth breathing on the pulmonary function and respiratory muscles』

원활하게 일어나도록 돕습니다(입으로 호흡할 때와 비교하면 산소 교환 능력이 최대 18퍼센트 차이가 난다고 합니다).● 혈관이 이완되면 혈압이 낮아져 고혈압을 예방하는 데 도움이 되며, 발기 부전 등 성기능 개선에도 도움이 됩니다. 또한 산화질소는 공기 중 바이러스를 비활성화하고 상피세포에서 바이러스 복제를 억제하여 호흡기 질환의 감염을 줄이는 등 면역에도 중요한 역할을 합니다.●● 여담이지만 산화질소를 더 많이 흡입하려면 천천히 고요하게 코로 숨을 쉬거나 콧노래를 흥얼거리는 것이 도움이 된다고도 합니다. 이러한 연구 결과는 우리가 입으로 숨을 쉬면 질병 감염에 취약해진다는 저자의 주장을 과학적으로 뒷받침합니다.

마지막으로 우리가 입으로 숨을 쉬면 숨을 크게 들이마시고 내쉬어 이산화탄소를 과하게 잃는다는 문제가 있습니다. 과식이나 과음이 좋지 않듯 과호흡도 좋지 않습니다. 입으로 숨을 쉬면 쉽게 과호흡으로 이어지고 과호흡은 대개 스트레스나 불안, 우울, 피로 등 우리가 원치 않는 몸과 마음의 증상을 경험하게 하는 주요 원인이 됩니다. 코로 숨을 쉬면 이러한 문제를 예방할 수 있

● 『The Effects of Nose-breathing-only Training on Physiological Parameters Related to Running Performance: A Case Study』

●● 『Could nasal nitric oxide help to mitigate the severity of COVID-19?』

지요.

사람들은 대부분 우리에게는 산소만 필요하고 이산화탄소는 필요 없다고 생각합니다. 마치 이산화탄소를 몸에서 제거해야 하는 불필요한 찌꺼기처럼 여기지요. 하지만 이산화탄소는 몸의 생리 시스템을 조율하는 데 매우 중요한 역할을 합니다. 이산화탄소는 혈중 산성도를 조절하고, 혈관을 이완시키며 적혈구가 뇌와 근육 세포에 산소를 방출하도록 유도합니다. 입으로 숨을 쉬면 이산화탄소를 과하게 잃게 되는데, 이로 인해 혈중 이산화탄소 농도가 낮아지는 저탄산증hypocapnia이 오면 어떻게 될까요? 혈관은 수축하고 적혈구는 뇌와 근육에 산소를 덜 전달하여 쉽게 불안해집니다. 이는 공황 상태에서 숨이 가빠지고, 빠르게 숨을 들이마셔 보지만 소용없고 질식할 것 같은 느낌이 드는 이유와도 맞닿아 있습니다. 따라서 종이나 비닐봉지로 입을 막아 뱉어 낸 날숨을 다시 들이마셔서 이산화탄소를 다시 흡입해 대처하도록 권하고요. 또한 혈중 이산화탄소가 낮을수록 뇌와 신경계가 더 쉽게 흥분해 불안이나 ADHD로 이어지기 쉽습니다.●●● 이산화탄소를 잃을수록 마음이 불안정해지고 쉽게 동요될 수 있다는 얘기입니다.

●●● https://hobsoninstitute.com/conditions/adhd/ 「Hyper-ventilation leads to spontaneous and asynchronous firing of cortical neurons」Huttunen et. Al (1999)

이제 여러분은 우리가 단순히 산소를 많이 마시는 게 능사가 아니라는 점을 이해하실 겁니다. 일단 체내에 이산화탄소 농도가 높아지면 적혈구에서 인체 조직에 산소를 더 많이, 더 효율적으로 전달할 수 있지만● 입으로 숨을 쉬면 이산화탄소를 과하게 잃는다 정도를 기억하면 좋겠습니다. 우리가 해야 할 일은 코로 공기를 평소보다 조금 덜 들이마시면서 체내에 이산화탄소가 쌓일 때 오는 스트레스를 잘 견딜 수 있는 내성을 기르는 것입니다. 입으로 숨을 쉬어 과호흡하는 습관을 교정하고 이산화탄소와 조금 더 친해져 보세요. 체력이 증진되어 몸과 마음이 건강해질 것입니다.

이론적인 얘기는 이 정도로 끝내고 호흡과 관련된 저의 경험과 생각을 나누며 글을 마칠까 합니다. 저자는 의식적인 결단과 의지, 인내심을 발휘해 밤에 잘 때 꼭 입을 닫고 자라고 조언합니다. 하지만 쉽지 않지요. 21세기를 살아가는 우리는 테이프라는 간편한 도구를 활용할 수 있지 않나 싶습니다. 저는 작년부터 입에 테이프를 붙이고 코로 숨을 쉬며 잡니다. 덕분에 코를 골거나 이를 갈지 않고 전보다 편안하게 잠을 자는 편입니다. 약국에서 파는 종이 반창고를 매일 조금씩 뜯어 입에 붙이고 자는데, 조금 더 비싸지만 수면 중 입이 벌어

● 자세한 내용은 보어 효과(Bohr Effect)에 대한 정보를 찾아보세요.

지는 걸 막는 용도로 따로 판매하는 테이프도 있으니 관심이 있다면 알아보시는 것도 좋겠습니다. 아침에 일어났는데 입이 건조하다거나 잠을 자도 자도 피곤하다면, 또는 가족이나 연인이 코골이나 이갈이로 불만을 토로한다면 한번 시도해 보세요. 단, 과음 등 여러 이유로 구토가 유발될 수 있는 상태에서는 사용해서는 안 됩니다. 스스로 테이프를 제거할 수 없는 유아나 노인에게도 권하지 않습니다.

숨 쉬는 방식에 따라 건강을 잃을 수도 있고 또 회복할 수도 있습니다. 좋은 호흡법은 우리에게 명약과 같습니다. 그 누구도 여러분을 대신해서 숨을 쉬어 줄 수 없다는 점을 기억하세요. 내 숨은 내가 조절해야 하고, 따라서 숨 쉬는 방식을 바꿀 수 있는 사람도 나밖에 없습니다. 그런 점에서 호흡 메커니즘을 탐구하고, 호흡 방식을 바꾸는 일이 몸과 마음에 어떤 영향을 미치는지 이해하고 마침내 자신의 삶에 적용해 보는 일련의 과정은 참으로 흥미롭고 신비로운 일이라고 생각합니다.

20세기에 참으로 다양한 호흡법이 연구되고 개발되었습니다. 앞서 말씀드렸듯 저는 부테이코 메소드 지도자입니다. 부테이코 메소드는 구강 호흡과 과호흡 습관을 바로잡아 천식이나 피로, 불면, 우울, 공황 등의 증상을 다루고 인체의 전반적인 건강과 체력을 개선하는데 도움을 주는 호흡법입니다. 다양한 호흡법 중 신체적·정신적 증상을 개선하거나 건강을 증진시키는 데 가장 기본이 되는 호흡 교정 방법이라고 생각합니다. 부테이코 메소드를 배운 후 저는 일상에서 구강 호흡과 과호흡 습관을 코 호흡과 작고 고요한 호흡으로 대체하려는 노력을 지속하며 살고 있습니다.

　부테이코 메소드 외에도 다양한 호흡법이 존재합니다. 저도 몇 가지 호흡법을 더 배웠습니다. 한정된 시간 동안 빠르고 깊이 호흡하여 의식과 무의식의 변화를 이끌어내 몸과 마음을 치유하고 탐험하는 브레스워크Breathwork, 호흡을 통해 혈액의 산소 포화도, 산성도를 바꾸어 스트레스와 염증 등을 완화한다고 하는 윔 호프 메소드Wim Hof Method, 인체의 이산화탄소 내성을 기르는 프리다이빙 CO_2 테이블 호흡 훈련 등을 경험했지요. 저는 아직 해 보지는 않았지만 호흡을 통해 변형된 척추와 몸통을 바로잡는 슈로스 메소드Schroth Method도 있습니다. 각자의 필요에 맞게 다양한 호흡법을 활용하면 우리 삶에 도움이 되리라 생각합니다. (단, 저는 고대로부터 내려왔다고 하는 단전호흡과 같은 호흡 훈련은 과학적이지 않은 요소가 많다고 생각해서 별로 관심을 기울이지 않습니다.)

얇지만 많은 사람들에게 도움이 될 수 있는 책을 옮겨 뿌듯합니다. 이 책을 기획하고 번역을 제안하신 유유출판사 대표님께도 감사한 마음을 전합니다. 이 책을 읽는 독자 분들이 밤낮으로 입을 닫고 코로 고요히 숨 쉬는 습관을 들여 건강한 삶을 살아가시길 기원합니다. 천천히, 하지만 분명히 효과를 볼 겁니다. 혹시 관심이 생긴다면 앞에서 언급한 호흡법도 경험해 보세요. 자기 자신을 탐구하는 흥미로운 여정이 될 것입니다.

호흡하는 법
: 숨만 제대로 쉬어도 건강하다

2024년 9월 4일 　초판 1쇄 발행

지은이 　　　　　　**옮긴이**
조지 캐틀린 　　　　원성완

펴낸이 　　　　　　**펴낸곳** 　　　　　　**등록**
조성웅 　　　　　　도서출판 유유 　　　제406 - 2010 - 000032호(2010년 4월 2일)

　　　　　　　　　주소
　　　　　　　　　경기도 파주시 돌곶이길 180 - 38, 2층 (우편번호 10881)

전화 　　　　　　　**팩스** 　　　　　　　**홈페이지** 　　　　**전자우편**
031 - 946 - 6869 　　0303 - 3444 - 4645 　uupress.co.kr 　　uupress@gmail.com

　　　　　　　　　페이스북 　　　　　　**트위터** 　　　　　**인스타그램**
　　　　　　　　　facebook.com 　　　twitter.com 　　　instagram.com
　　　　　　　　　/uupress 　　　　　　/uu_press 　　　　/uupress

편집 　　　　　　　**디자인** 　　　　　　**조판** 　　　　　　**마케팅**
인수 　　　　　　　이기준 　　　　　　정은정 　　　　　전민영

제작 　　　　　　　**인쇄** 　　　　　　　**제책** 　　　　　　**물류**
제이오 　　　　　　(주)민언프린텍 　　라정문화사 　　책과일터

ISBN 979 - 11 - 6770 - 099 - 5 03510
　　　979 - 11 - 85152 - 36 - 3 (세트)